最後に読む育毛の本

育毛業界の開発プロデューサー
久田 篤

育毛法のカリスマ伝道師
佐野正弥

みらいパブリッシング

最後に読む育毛の本　目次

プロローグ

私たち、久田篤と佐野正弥が、薄毛や抜け毛で悩む方のために発毛ノウハウや育毛商品を提供し始めてから、10年以上になります。私たちの育毛理論によって、髪のトラブルを解決し、喜びを噛みしめている方々がたくさんいらっしゃいます。

しかし、薄毛や抜け毛で悩みはじめた人たち、いわば育毛初心者の方々からは、毎日のようにお問い合わせをいただいています。

髪のトラブルを感じはじめて間もない人は、髪のケアといっても何から始めてよいのか分かりません。

育毛は、本来、個人に合った正しい方法さえ知っていれば、無駄なお金も使わず適切な措置ができるのですが、育毛業界には魔界の入り口が多く存在します。

知らずにうっかり足を踏み入れてしまったら最後、お金を延々と使うばかりで改善もままならず、まさにアリ地獄のように抜け出せなくなるケースも実際にはたくさんあるのです。

「何となく薄毛が気になる」という人、あるいはいますぐにでも育毛の必要を感じ「何とかしなくてはいけない」と思っている人など、すべての育毛初心者の方のために、この本の執筆を決めました。

当初は、育毛初心者の方々が間違った道に進まないためにも、育毛業界の裏の裏まで徹底的に書こうと思っていました。ですが、そうすると薄毛を克服したいと思う方へのアドバイスをするページがなくなってしまいます。ですから注意喚起は最低限に留めました。

◆薄毛のままではいけないのか?

そもそも、あなたが本書を手にとった理由は、薄毛で悩んでいるか、髪のトラブルを抱えているからだと思います。

そもそも薄毛のままでいては良くないのでしょうか?

この本の最大のテーマはここにあります。

「もし薄毛になったら絶対に治したい」

あなたもそう考えていらっしゃるのではないでしょうか？

ある調査によると、「薄毛を治したい」と願う人の割合は、男女・年齢に関わらず、ほぼ100％という結果があります。

では、薄毛でいたくない理由って、そもそも何でしょう？

「異性や友人に対して恥ずかしいから」

「鏡を見て憂鬱になるから」

差し当たって思いつくのはそんなところでしょうか？

薄毛である自分自身を鏡で見る。

すると本能的にこう感じます。

……身体の中で大事なものが足りない……

……そして、足りない姿が何ともぶざまで情けない……

理論的にどうこうではなく、直感的にそう感じてしまうからに他なりません。

「あーあ、江戸時代に生まれていればチョンマゲで誤魔化せたのに……」

男性の中には、こう思う方もいらっしゃるのではないでしょうか？

時代が変わるにつれ、身体に関わることで差別をすることは厳しく禁じられるようになりました。そして人権も守られるようになってきました。でも現実はどうでしょうか？

薄毛をネタにしたブラックジョーク、または、口には出さないけれども見えないところで陰口をたたかれる。それが実態ではないでしょうか？

それにたいし薄毛の方は、顔で笑いながら心の中では傷ついているのです。

それがわかるのは、私たち自身が過去、まさにそんな経験をしてきたからに他なりません。

また、そうしたお話を、多数の相談者からこれまで聞いてきて、一緒に心を痛めてきました。

日本以外でも、ある国では、薄毛のために就職試験の面接で落とされたり、昇進の機会が無くなったりするといいます。また別の国では、薄毛を隠しカツラがばれてしまった男性が、結婚式前日、怒って押しかけてきた相手方の家族に袋だたきにあったという暴力事件まで実際に起きています。


さて、私たちが「薄毛＝NG」と本能的に感じてしまうのは、生理学上、正常な反応なのです。

髪が存在する理由、それは暑さや寒さから頭皮を守るためです。

身体の体温は、そのほとんど（約80％）が頭部から放出されます。

つまり体温は、髪が薄いと、より早く身体から奪われていきます。冬はそれだけ体温も低くなりやすいのです。人間の理想的な平均体温は36・5℃前後だと言われていますが、これは体内の酵素が活性化され機能する温度なのです。

髪の量が減ってくると、体温低下が起きやすくなります。すると免疫力や基礎代謝が低下したり、体内での酵素がうまく機能しなくなります。血流も悪くなり、さまざまな病気や体調不良を引き起こすようになります。

髪の役割は、これだけではありません。

髪には体内の有害な重金属を排出する機能があるのです。

人間の食事からは、微量ながらも水銀、カドミウム、ヒ素、鉛、銅、アルミニウムなどといった、身体に有害な重金属類・化学物質が取り入れられています。

こうした有害物質を身体に蓄積させないために、重金属類は、髪の毛・体毛・汗などで体外へ排出されるのです。

つまり、薄毛になると、有害物質の排出が難しくなってしまうのです。

つまり不健康になりやすく命にも関わるようになるのです。毛髪でＤＮＡ検査ができるというのはよく知られていますが、それだけではなく、その人の食生活までをも知ることができるのです。

髪が多ければ多いほど、髪の毛が太ければ太いほど、有害物質の排出が多くでき、逆に髪が少ないほど、髪の毛が細いほど有害物質を溜めこみやすくなります。

ですから、髪は見かけ上の問題だけではありません。

髪は身体の一部として正常なバランスを保つ大切な器官なのです。

「髪の毛が少なくなってかっこ悪い」

見かけだけで済む問題ではありませんが、こんなことまでは自分で調べない限り、誰も教えてくれませんよね？

まだあります。髪の量が少なくなると、寒さや汚れにも無防備な状態となります。

前述のとおり、頭部からは80％前後の熱が放出されますが、夏にクーラーが頭部に直接当たったら身体がどんどん冷え、血流も低下します。それはさらに薄毛化を加速させる原因にもなりますし、病気を引き起こしかねません。

また薄毛は精神的なストレスを大きくします。

四六時中、髪の毛のことが気になりますと、周りの目も気になってくるので消極的になり、対人関係や行動範囲もどんどん狭くなってきます。

そして他人から指摘されたときの精神的苦痛、馬鹿にされたときの失望感、虚脱感は耐え難いものがあります。何に対してもマイナス思考になりがちになります。

欧米では身体的なことをあげて馬鹿にする行為は社会的にも非難される傾向にありますが、残念ながら日本ではテレビのお笑い番組などでもお笑いネタにされることが珍しくありません。他のアジア諸国では、状況がさらに悪い国もあります。

「薄毛に対する差別を無くそう」というのはこの本の趣旨とは外れますから、ここではこれ以上取り上げません。あくまでも薄毛を治すためのポイントをこの本にまとめています。

育毛とは「掛け算」のようなものです。どういうことかというと、育毛研究をベースに考えると、複合要素があるからです。

これらを併用することで髪の発毛に大きな効果が出るケースを数多くみてきました。本書でご紹介するのも、この発毛理論を研究し続けた成果なのです。

しかし、その掛け算は時としてゼロになることもあるのです。

掛け算であるゆえに、たったひとつの要素がゼロだと、解はゼロになってしまう。つまり、効果があるはずのことをしていても、ある要素が全てを台無しにしてしまい、結果、効果が出なくなることがあるのです。

さて、薄毛に悩む方の数は、年々、増加傾向にあるようです。

「なぜなのか？」

この理由を考えた結果、次のような結論にいたりました。

「もしかして、掛け算方式で考えた場合、解が『ゼロ』になるやり方が横行しているのではないのだろうか？」

例えば

3×4×0を計算すると、答えはゼロです。

どんなに大きな数字をかけてもゼロがある限り答えはゼロ。

すべてを無にしてしまう、この「ゼロ」という強烈な要素はいったい何なのか？

あなたがここに気付かない限り、薄毛の克服はありえません。

机上の理論だけではどうすることもできないのが育毛の難しさです。ただ、理論ばかりが先に横行し、肝心な結果の伴わない世界が育毛業界であるのも事実です。

本書では、机上の理論でなく、実際に結果が出ることを目的とする育毛方法を育毛初心者のみなさんにお伝えしようと思います。

「もう薄いから無理」と悲観的になることはありません。この本を読み、「もう髪が薄くなることはない」「薄毛に悩まなくてもいいんだ」と思っていただけたら幸いです。

実際に、行動に移していただいた方々からは、

「今だから言えるが、最初は疑っていたので、まさか本当に生えるとは思っていなかった。驚いた」

といった声をはじめ、たくさんの反響が寄せられています。

髪は抜けたらもう生えないと信じられていた昔は、カツラの全盛期でした。しかし現在、カツラの時代は終わりを告げつつあります。薄毛や抜け毛を気にするユーザーには、カツラでなく、髪を再び発毛させたいという積極的な欲求が高まっているためです。

実際、有名なカツラメーカーも、最近では一般ユーザー向けに育毛シャンプーや育毛剤を販売しています。

髪を維持したり発毛させたりできるなら、カツラのお世話になりたくないと多くの方が考えるのは、当然の成り行きです。某メーカーは、顧客のターゲット層を実に十代にまで下げているという情報まであります。

何とも薄ら寒い薄毛時代ではないでしょうか？

医療技術も進歩し、今では自毛植毛や人工毛植毛などもあります。

植毛に興味がある方も多いかと思いますが、ここにも注意しなければならないことがあります。

あるとき新宿駅で、待ち合わせしていると思われる男性の姿を見ました。その男性の毛髪が少し異様であったため、職業柄、ついつい男性の頭を注視してしまいました。

すると……額の1つ1つの毛穴から血が滲んでいるのです。

それも少しではありません。あちこちからです。理由はすぐに分かりました。きっと植毛をしたばかりなのでしょう。あくまで想像ですが、この男性は、もしかしたら生まれ変わった自分を大切な人に見せたかったのかも知れません。

しかしもっと普通に、もっと自然に髪は生やせないのでしょうか？

自毛でなく人工毛植毛を行うと、そのあとの維持がとても大変です。

ご存じない方も多いと思いますが、人工増毛をした場合、専用の理髪店に行かなければならないのです。

そこで働く理容師さんから聞いた話ですが、人工増毛をされた方のほぼ全員からこう言われるそうです。

「毎回、通うのはもう疲れたよ」

それは当然のことでしょう。理容師さんは説明します。

増毛の方の髪は、伸びたら定期的にメンテナンスしなくてはいけません。このメンテナンスに毎回かなりの時間と、メンテナンスカットという特別なカット料金が加算されてしまいます。人工増毛は、髪の根元に1本1本結び付けて増毛しますが、結びつけた髪は当然ながら伸びてしまいます。伸びるたびにメンテナンスが必要になり、非常に時間もお金もかかってしまうのです。

「薄毛なだけで、どうしてこうも不利になるのだろう？」

そう思うのも当然です。育毛はコツを知らないと、一筋縄ではいかないことが多過ぎるのです。そのため本書では、育毛初心者の方が見落としているかもしれない、薄毛改善のためのノウハウや情報を中心に書かせていただきました。

本書で提唱する「自宅発毛サーキットプログラム」は、初めて耳にされる方がほとんどではないでしょうか。

なぜなら巷には公表していないからです。

育毛というと、初めての方は育毛剤だけの力で発毛させせられるという幻想をいだいてしまいますが、これは最初から無理があるのです。

髪をグングン蘇らせる生活方法、運動、食事、育毛剤、シャンプー、サプリメント……等々、この一冊に誰でも簡単にできる自宅発毛のやり方をまとめてみました。

昨今、玉石混淆《ぎょくせきこんこう》の育毛商品が氾濫《はんらん》する中で、どうやってよい商品を見極めればよいのか。どんな使い方をしたらよいのか？　どうやったら効果的な育毛、実際に髪を生やすことができるのか？

こうしたことを判断し、育毛という結果を得るための手助けができれば幸いです。

第1章
あなたの未解決事件、それが育毛

◆生えた人を見かけない不思議な発毛率

毎月、数万本も売れている育毛剤があるそうです。

それを知り、ある関係者がこう言いました。

「オーっ、それは良いね！　ぜひとも仕入れて売りたいね」

ちょ、ちょっと待って……。思わずこう言い返さずにはいられません。

「数万本も売れている育毛剤があるならさ、さぞ髪が生えて喜んでいる人がワンサカ増えているはずだよね。毎月数万本も何年も売れている？　それなら、もうとっくに日本中の薄毛人口が激減しているはずだよ」

そんな効果がある育毛剤が本当にあるなら、薄毛に悩む人は、あまり見かけないはずでは？

みなさんもそう思いませんか？

別の例です。ある人が育毛剤を塗って数年たちました。

友人からこう聞かれます。

「その育毛剤で髪の毛生えた？」

「ううん、まだ生えてないけど、この育毛剤塗らないともっと禿げていたと思うんだ。塗ってないと不安だから毎日塗ってマッサージしているんだ。何となく、これから生えそうな気がするんだ」

同じことを望みながらもさらに数年。はたして髪は生えるのでしょうか？

実はこれ、薄毛に悩む人はほぼ100パーセント、同じようなことを繰り返しているんです。

そして何十年経ってもその「幻想」から抜け出せません。

ちなみに著者（久田）の父親も立派なハゲ頭ですが、最近ようやく諦めがついたようです。70代にしてようやくです。

薄毛は初期であればあるほど、髪はふたたび生えやすくなります。

しかし、初期であっても正しいやり方で育毛しなければ、かえって薄毛は進行する一方です。

売れている育毛商品は、通常、広告費もバンバン使っています。一番売れている育毛剤販売社は毎月2億円から3億円もの大金を広告費に使い、自社ビルには代理店まで入居させているとのこと。

すごい金額を回していますね。

育毛サプリメントを扱うある中小企業でも、毎月600万円もの広告費を使っているそうです。別の育毛剤の会社でも2000万円はネット広告費に投じているとのこと。

それだけ毎月の広告費を投じている。どうしてでしょうか？　どこからそんな大金を捻出できるのでしょう？

昨今は育毛業界も、いわゆる化粧品と同様、ファッション商品の一部として取り扱われているような傾向があります。育毛はファッションなのでしょうか？　みなさんはどう考えますか？

育毛剤を使うのは、薄毛に悩んでいるから使う。

育毛剤は、薄毛を治すために存在する。

それが本来の姿のはずです。

当たり前のことですが、薄毛対策用商品と化粧品は根本的に異なります。

薄毛はもはや、いわゆる「疾患」と考えるべきです。そして、疾患を改善するための商品は、化粧品よりもずっとデリケートな範疇に位置します。厳密には医薬品ではありませんが、それに準じた位置づけにするべきでしょう。メーカーも本来、広告費よりも薄毛を治すための研究にもっとお金を使うべきではないでしょうか？

しかし現実には、商品を売るのが先決。そのために商品価格には膨大な広告費用も乗せられているのです。

本来使うべき研究費や原材料費は圧縮され、9割方が広告費用の育毛商品……。市場を見渡すと、そんな商品はザラにあります。

薄毛に悩んでいて、効果を期待するから使うのはよく分かります。けれども、肝心の薄毛が改善された証拠がどこを探しても見当たらない。どこを探しても宣伝だけが先走っているのが現実です。

こんな育毛業界を、みなさんはどう思われますか？

何の根拠もないまま「よさそうだ」というだけの口コミ、あるいはステルスマーケティング（※消費者に宣伝と気付かれないように宣伝行為をすること）はたくさんあります。

しかし、その向こうに見えてくる現実もあるのです。

髪が生えた人を見かけない……。

いきなり衝撃的な現実をお伝えしてしまいましたが、どうでしょうか？　思い当たる節はないでしょうか？

「えーっと……確かチラシで見たような。広告で見たら生えていた写真があったよ」

そう、みんな実際に育毛商品を使っていても、身近でリアルに髪の毛が生えた人を知らないのです。

「これが育毛業界だ」といわれれば仕方ないかもしれません。

しかし、本書で紹介する方法で、実際に髪の毛が生えた方が多数いらっしゃいます。その方法が、「自宅発毛サーキットプログラム」です。

たんなるノウハウだけではありません。

実例をご紹介いたします。


左のページをごらんください。


どうでしょうか?

本書で紹介する「自宅発毛サーキットプログラム」の実践によって、髪が蘇った方です。

髪がここまで蘇るのは喜ばしいことではないでしょうか。

こういう例が実際にあれば、きっとあなたもこれからは薄毛で悩む必要がなくなるでしょう。


さて、一般人が知らない裏話はみなさん興味あるでしょうか?

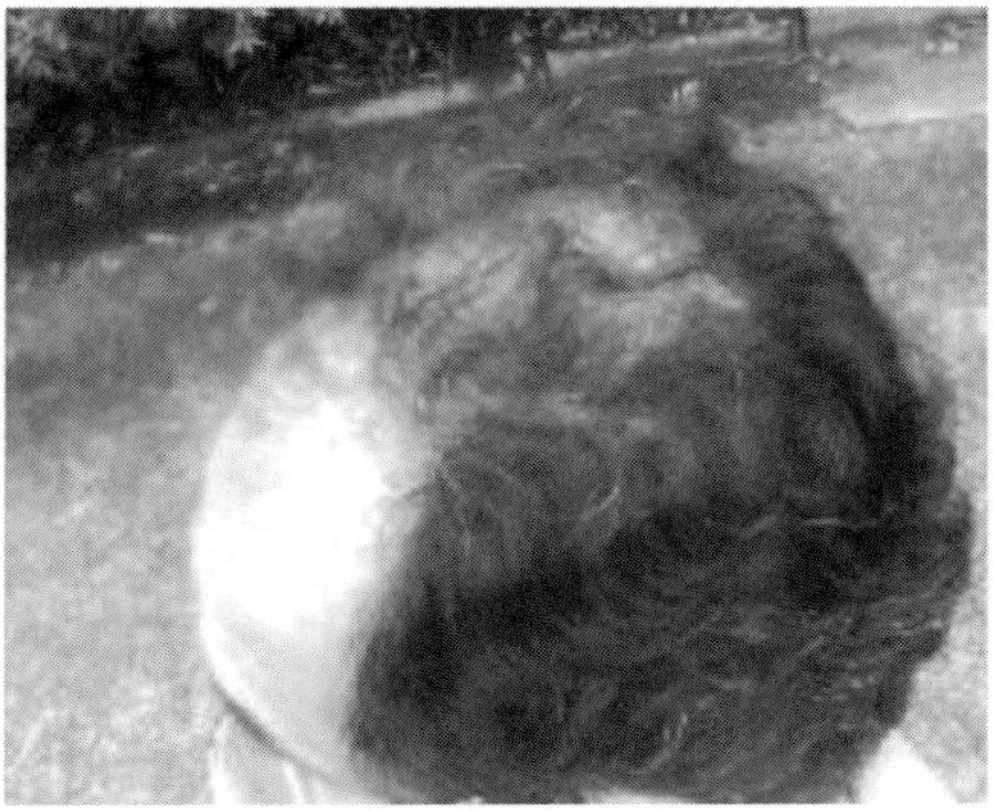

自宅発毛サーキットプログラムの開始前

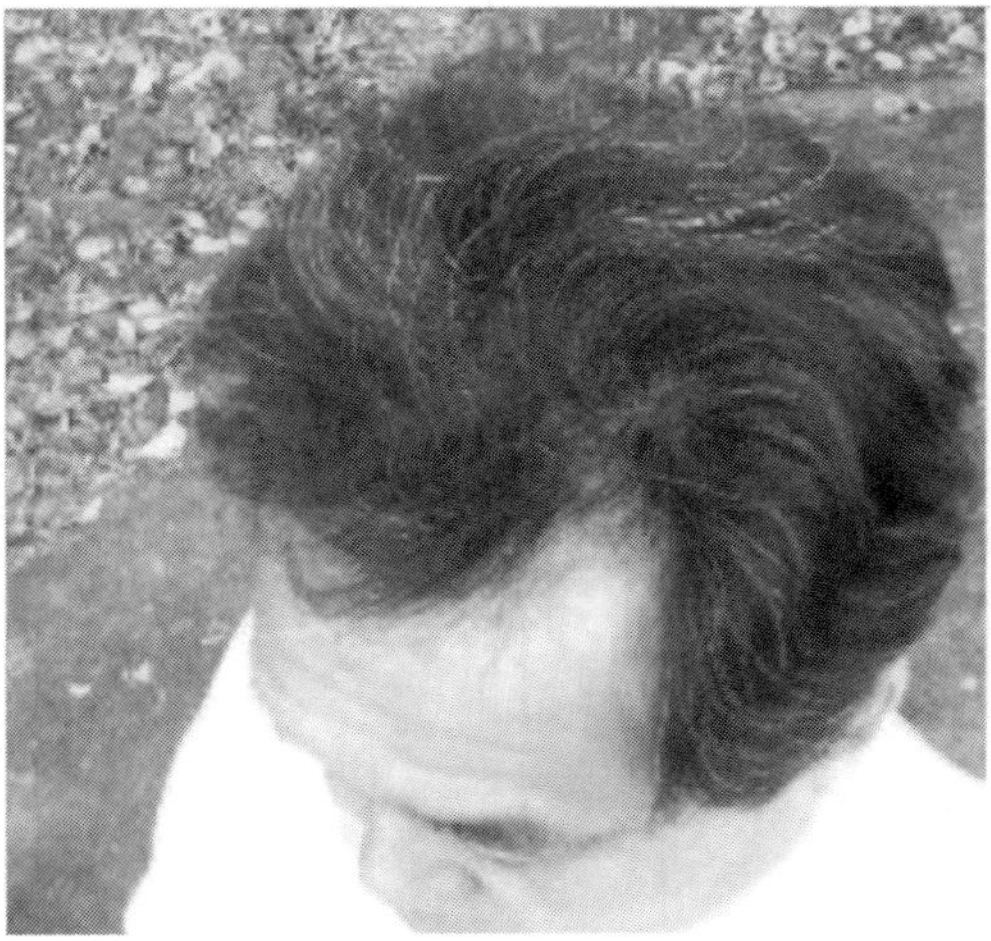

半年後

裏話や裏メニューというのは、聞いただけでなんだか特別な感じがします。本当なら知らないことが分かってしまう、ワクワク感がありますよね。

では、育毛業界の裏話をひとつご紹介しましょう。

「発毛率ほどあてにならないものはない」

何？

今なんて言ったの？

何を言っているんだ？　そう思われるかもしれません。

しかし重要なことですから、もう一度お伝えします。

発毛率はあてにならない

「発毛率89％以上！」

「発毛率92％以上！」

「必ず生える！」

「こんなに髪が生えました！」

宣伝コピーはどんどんエスカレートしていきますね。

特に「必ず生える！」などという表現は、薬事法上ではアウトです。

薬事法では、「化粧品」「医薬部外品」「医薬品」「医療機器」の四分類で、それぞれOK／NGな表現が細かく決められています。「必ず生える！」と言い切ってしまうのは、違反になるのです。

それでも薄毛に悩む人にとっては、育毛剤のこんな魅力的な広告コピーには心を動かされてしまいます。

しかし広告どおり、本当にほとんどの人が発毛を実感できるのでしょうか？

冷静に考えてみたいと思います。

この数値的根拠は何か？

たとえば、世界で唯一、発毛することが証明されているとされる成分「ミノキシジル」。

そのミノキシジルでさえ、そこまでの高い発毛率はなく、グーンと低い発毛率なのです。

ここまで発毛率の実感が得られるならば、すでに世界的に有名な発毛剤や育毛剤になってもなんら不思議ではありません。

ところが現実には、こうした薬事法表記違反であることが明白な、過激な宣伝だけがネット広告で躍っています。

この何とも不可解な発毛率。

実は昔からこうした「実感」や「発毛率云々」を数値的にあおるような文言は、いたるところで出ていました。

消費者が実際にしていることは、ただ育毛剤や発毛剤を毎日頭皮に塗ってマッサージするものの、気休め程度に発毛するかどうか……。期待度だけは80%オーバーだと思いますが。

実際には、気休め程度の効果を得るために毎日必死に頭皮に育毛剤を塗り、効果が怪しく感じたら次の育毛剤を試す。薄毛に悩む多くの人たちはこんな生活ではないでしょうか？

いつになったら髪は生えるんだろう？

いつまで続ければいいんだろう？

そう思いながら、育毛剤を塗り続ける日々。

なぜこのようなことになるのでしょうか？

たとえばあなたがネットでこんな広告を見つけたとします。

「90％の確率で儲かります。投資してみませんか？」

いきなりそう言われたらどうでしょうか？

今すぐにでもお金が欲しくて切羽詰まっている人なら「一か八かやってみようか？」と食いつくかもしれません。

しかしそうでなく気持ちに余裕がある人であれば、即座に「怪しい」と判断できるでしょう。

育毛ビジネスも同じことです。薄毛に悩んでいる人は、抜け毛が少しでも減る方法を求め、ちょっとでも薄毛を改善できることを渇望しているわけです。

そんなところへ欲望を満たしてくれそうな話や商品をもっていけば、すぐに興味を示す心理状態になることは容易に想像できます。

実際にそうした話に乗ってうまくいった人がいるでしょうか？

うまくいった人がいることを望むところではありますが、こと発毛に限っては、育毛剤単体を塗布しただけで「80％以上も発毛する」なんてことはまずあり得ません。これまで聞いたこともないですし、実際にあればすでにトップニュースになるのです。

本来、発毛率というからには、「使う人が満足いく髪の増え方」を実感して、はじめて発毛率といいます。しかし宣伝する側は、産毛が生えただけでも発毛率としてカウントしているこ

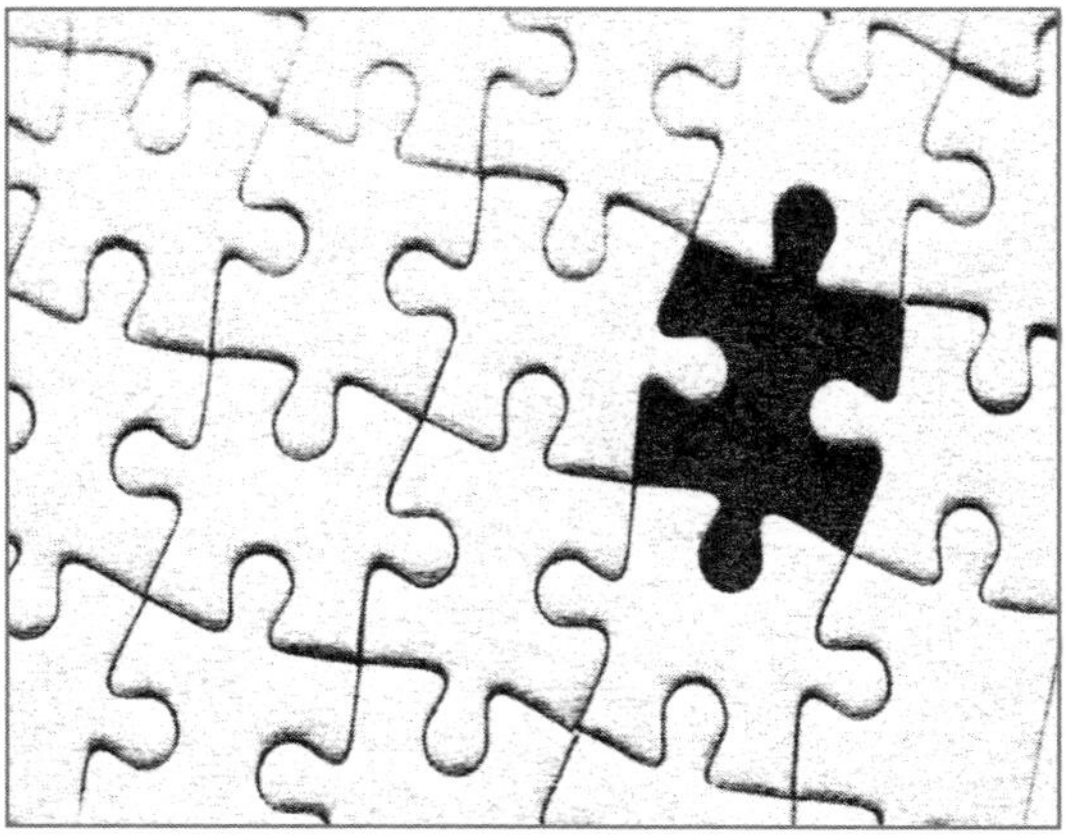

パズルのピースが1つでも足りないと絵は完成しない

とは珍しくないのです。育毛剤を使わなくても自然に生えてくるような、産毛も含めての数字なのです。

では実際の発毛率は何%なのか？

あくまでも主観ですが、せいぜい数%だと考えるのが現実的でしょう。

単純に育毛剤や発毛剤を頭皮に塗るだけでは無理なのです。

これまで、たくさんの方々に発毛を実現させた経験から考えても、発毛率を上げるためには身体づくりから始め幾つかのアプローチが必要です。

これを「育毛パズル理論」と呼称しています。

ジグソーパズルを思い浮かべてみてください。

ジグソーパズルは最初、バラバラのパズルピースの集合体です。ひとつひとつのピースを見ただけでは、全体で何ができあがるのか見当もつきません。

しかし組み合わせていくに従い、1つの絵や写真に仕上がってきます。

しかしパズルのピースが1つでも足りないと、絵は完成しません。

足りないピースの部分だけポッカリ穴が空いている。そんな状態では飾らないほうがマシですね。

育毛も全ての条件が揃ってはじめて発毛が促されやすくなるのです。

実際にそうした事例を多数みてきました。

後の章でもっと詳しくご紹介する育毛パズル理論を読み進めていただくことで、もう少し理解を深めていただけるかと思います。

誰でもそうだと思いますが、せっかくお金をかけるのだから金額に見合うだけの効果は欲しいところでしょう。コストパフォーマンスが良いものを追い求める気持ちは誰しも同じです。

本書で提唱している育毛法は、これまで一万人を超える男性が実践した方法であり、喜びの声は無数にいただいています。普通に育毛剤を塗布するだけよりも効果が高いことは、この実績が物語ってくれるのではないかと思っています。

ただ、この本を読んだからといって、「発毛100%」という夢のような話はまずありません。

「100%！」と言いたいところではありますが、もちろん一人ひとりの体質や髪質は違いますので、効果には差があります。

ただ、今までの育毛法で効果が感じられなかった人は、試してみる価値は十分にあると信じています。

▼三億円事件と育毛の意外な関係

歴史上、有名な未解決事件と尋ねられたらこの事件を思い出す方も少なくないのではないでしょうか？

「三億円事件」

事件を題材にしたドラマや映画も多数、制作されました。

三億円事件はなぜ注目をあびるのでしょう？

もう40年以上も昔に起こった事件です。

それは1968年12月に東京府中市で起きた現金強奪事件です。

ニセの白バイ警官が現金輸送車に近寄り、「爆弾が仕掛けられているかもしれない」と警告。4人の係員を車から降ろすと、現金輸送車に素早く乗り込み、現金3億円もろともどこかへ消えていきました。

犯人は捕まらず、7年後に時効を迎えました。

謎につつまれた事件で、戦後最大のミステリーと言われている事件でした。

犯人像にもさまざまな説があります。

今なお未解決事件だからこそ、いろいろな憶測が生まれミステリアスです。

非常に興味深い事件ですが、「三億円事件と育毛にどう関係あるのか？」と思うでしょう。

確かにそうかも知れませんが、この未解決事件と同じで育毛事情は未解決なことが本当に多いのです。

薄毛の原因、発毛理論、発毛医薬品など、どれも憶測だけが飛び交う世界です。薄毛の原因となる犯人は確定しておらず、さまざまな推測の中で悠々と逃げ回っている状態です。

本書で提唱する方法は、例えて言うならば、ダイヤを狙って侵入してきた泥棒の行く手を、推測されうる限りの侵入路を阻むことで、泥棒をあきらめさせたというものに近いのです。

考えられうる限りの侵入路をブロックしなければ、泥棒はいずれ目的地にたどりついてしまいます。

育毛も同じなのです。育毛剤だけ、シャンプーだけ、「この薬を使えば発毛率○○％」……。

こんな都合のよいものは現実的にこれまで出合ったことはありません。

本当にあれば、ノーベル賞を受賞してもおかしくありません。

犯人が確定しないのだから、根本的には未解決のまま。三億円事件を例にあげるならば、つまりこういうことです。

まず3億円はあなたの『髪』。

現金輸送車はあなたの『頭皮』。

ニセ白バイ警官が『薄毛原因の犯人』。

使われたニセ白バイやニセの爆弾といった道具は『育毛剤や育毛商品』。

事件のキャストを変えておさらいしてみます。

ある年、年末のボーナス（あなたの髪）を積んだ現金輸送車（あなたの頭皮）が、国道を通過したとき（抜け毛の増えた時期）、ふいに白バイ警官の男（薄毛の原因）が近づいて来た。

白バイ警官は「この車には爆弾が仕掛けられているかも知れない」と警告し、現金輸送車を停車させた。ニセ警官は乗車している行員を降ろし車体の下に潜り込むと「ダイナマイトがあった！　爆発する。早く逃げろ！」と叫ぶ（この育毛剤を使えば髪が生えるという広告や育毛商品）。

その瞬間、車体の下から白い煙が上がり乗車していた行員はおびえる（生えると思い込み使い続けている育毛商品、そして不安に鏡を見ながら毎日を過ごすあなた）。そしてニセ白バイ警官（薄毛の原因）は、素早く現金輸送車に乗り込むと（あなたの髪の毛根に張りつく）、猛スピードで消えていった（薄毛の進行を止めることもないまま髪が奪われていった）。

ミステリアスでもなんでもなく、何とも哀れな結末でしかありません。

自分が同じ状況になると思うと、悲観的になるかもしれません。

引き続き、三億円事件に例えて考えてみますが、この事件はもしかしたら予測できた可能性もあるのです。

三億円事件の犯人は、犯行前からニセ白バイで現場を下調べしていたようです。

これはかつて、元タクシー運転手から偶然聞いた話です。

その運転手さんが当時、府中方面で運転しているときのこと。

彼は三億円事件が起こる数日前、事件現場付近で運転中にUターン禁止の道で、うっかりUターンしてしまった。

その時に後ろから猛スピードで来る白バイを見て
「しまった、捕まった。違反切符をきられるだろう」

とっさに彼はそう思ったそうです。

そう思いゆっくりタクシーを道の端に停めようとした瞬間、その白バイは彼のタクシーに目もくれずに脇をすり抜けて、何事もなかったように走り去ったらしいのです。

その元タクシー運転手は唖然としました。

明らかな違反を見つけられていたのにもかかわらず白バイは素通り。おまけに白バイは当時の白バイにはないバイクメーカーの型。それを見た彼は不思議に思ったそうですが、何にせよ捕まらなかったことにホッとしていました。

その数日後に、三億円事件が起こった。

犯人は現地に赴き、予行演習をしていたのです。

もっとも、その時は、後にこんな大事件が起こるとは、その元タクシー運転手も思っていなかったでしょう。

育毛の世界でも同じで、あの時にこうケアしていたら。この育毛剤を前から使っていたら。髪が抜ける原因が分かっていれば……。

「タラレバ論」ばかりになってしまうけれども、そう愚痴をこぼす人が本当に多いのです。

世の中には本当にさまざまな育毛方法が語られています。

解決方法が定かでないのに薄毛の原因になる真の犯人が確定できてないし原因もハッキリしない、これで髪は生えるのでしょうか？

発毛させるために、今はＡＧＡ（男性型脱毛症）治療薬というものもあります。

しかしもっとそれ以前の抜け毛対策と予防が一番大切だと考えています。

薬を処方されて髪が生えたとしても一時的なものだからです。副作用などのリスクもあります。生えても少ししたらリバウンドで脱毛の可能性もあり、実際にそういう話もよく聞きます。でも抜ける前から対処できれば余計な心配やストレスは起きにくくなる。薄毛になって髪が奪われるというような未解決事件が起こりにくくなるのです。

もちろん、この本では薄毛になってしまってからの育毛方法も語っています。

抜け毛や薄毛の犯人の通り道を特定しやすくする方法や予防も見つけることができるでしょう。男性、女性問わずに解決していくためのマニュアルと考えていただきたいと思います。

さて、育毛について本格的に話を始める前に、まずは髪についての基礎的なところからお伝えしたいと思います。

あなたの薄毛自覚症状

抜け毛が増えて、これから薄毛になるのではと悩んでいるあなたにお聞きします。
まず、このチェックシート表をみてみましょう。
「自分もそう思う」という部分があればチェックしてください。

□ 父親もハゲているから、必ず自分もハゲるだろう
□ 抜け毛が多いときは、髪を洗わない方が良い
□ 抜け毛が毎日50本以上ある場合はハゲる兆候だ
□ 髪が細い人は薄毛になりやすい
□ 海藻を食べると薄毛防止になる
□ 薄毛の最大の原因は皮脂だ
□ 精力が強いとハゲやすくなる
□ メタボの人はハゲやすくなる

□　育毛シャンプーで髪が生える

チェックしていただけましたか？

結構、当てはまる項目があって、焦った人もいるかもしれません。

実はこれらは全く根拠が無いのです。

この項目に書かれている内容が原因で「ハゲる」ことは有り得ないことを、まず理解していただきたいのです。

よくある薄毛・脱毛に関するチェックシートは、まず薄毛になる可能性が濃厚になるようにチェックシートの項目が仕上げられています。これだとまずほとんどの人は当てはまってしまうでしょう。

つまり、あなたは意図的に誘導されているのです。

「薄毛になる」という不安に結び付け、結果的に、まんまと宣伝に利用されてしまうわけです。

あえて薄毛に対する間違った常識を最初に振りほどいていただくためにチェックしていただきました。

少しは気持ちが楽になっていただけたでしょうか？

まず、**遺伝的な薄毛の原因はあるか？　という点です。**

遺伝に関しては次の章から詳しく説明しますが、遺伝だからといってハゲになるわけでなく、薄毛になりやすい体質を受け継ぐと言った方がよいでしょう。同じ生活をしていれば薄毛になっていく可能性は高くなります。

実際、著者らの父親はいずれも立派なハゲであります。私たちも10代、20代の髪の量が加齢とともにどんどん少なくなっていくのは、「遺伝だから仕方がないのか」と考えていました。

しかしこれは不可避なものではなく、薄毛を招く考えうる原因をブロックすることで髪を維持できています。

太った親に太った子供が育ちやすいのも、大抵は生活習慣にあります。親が太りやすい食生活をしているのをみながら子供も同じ食生活パターンに陥る。食べ過ぎ、間食し過ぎ、清涼飲料の飲み過ぎ……などなど。

太り過ぎは原因が特定しやすいですが、薄毛の厄介なところは、どんな生活が薄毛を招きやすいか想像できないことなのです。

次に、**抜け毛が多いから髪を洗わない方がよいか？　という件です。**

そもそも洗髪はしないと大変なことになるでしょう。確かに過度な洗髪は皮脂を落とし過ぎ、毛母細胞に悪影響を与えるため薄毛の原因になりやすいことは確かです。

ですが、それよりも頭皮を不潔にする方が薄毛になるリスクは断然高いのです。

過去、抜け毛が増えたり、抜け毛を見たりするだけで憂うつになり、一時髪を洗わない時期が著者にもあったのです。ほどなくして抜け毛がもっともっと増えてしまいました。おまけに頭皮は痒《かゆ》くなり、就寝中に無意識に掻《か》いてしまい、翌朝、血と抜け毛がたくさん枕元に残っていたときはゾッとしたほどです。

お湯洗髪が良いと勧める育毛論もありますが、本書では提唱していません。お湯だけの洗髪法はもう40年も前から聞いたことがあり、私たちも実行したことはあります。誰もが合わないとは言いません。

ただ、少なくとも薄毛で悩んでいる場合には皮脂分泌が不安定な場合が多いのです。その場合は頭皮に酸化皮脂や汚れがねっとりとこびりつき、頭皮にグリースが張ったような状態になるため、お湯だけではそれらが落ち切らない。髪の汚れやホコリの7割は確かに落ちるが、残りの3割は落ち切らないのです。自転車の修理をしていてチェーンの油が手につき、水だけでは落ちないので強い洗浄剤で落とそうとして苦労するようなものです。

皮脂自体は自転車の油ほど頑固ではないかもしれませんが、何らかの洗浄剤が無いと汚れた皮脂は取れずに頭皮に残留し続けます。だからお湯だけの洗髪を続けていたら、ほとんどの人はどんどん頭皮に痒みを覚えていくことになるでしょう。

どうしても痒くなる。すると無意識に頭皮を必要以上に掻くようになる。そして頭皮に傷がつき、そこから雑菌でもはいり湿疹でもできたら元も子もない。よほど頭皮の強さに自信がある方は別ですが、それゆえに一般の方に対してはお湯洗髪はお勧めしていません。

異論もあるかもしれませんが、著者の過去の経験や、お湯シャンを実践したことのある多数のお客様からの声をもとに出した結論です。

このお湯洗髪法の正体とは？　実はおよそ10年を周期に「画期的な洗髪法発見」と称して舞い戻ってくる洗髪法です。そのたびに、初めて育毛を考えた人たちはうっかりやってしまうようです。

あの髪を洗わない時の臭い。自分でも悪臭を感じますが、周りの人にも迷惑なのではないでしょうか？

そもそもエチケットやマナーの観点からも、頭皮を清潔に保つことは必要なのです。


抜け毛が毎日50本以上あるからハゲてくる？　という件。

日頃の生活で髪が抜けるのは「発毛サイクル」によるものです。１日に抜ける毛髪本数は50本から１００本前後ですが、個人差があります。少ない人は抜け毛が20本位の人もいますが、季節により大きく増減するので年間累計ではみな、大差はないのです。

抜けると同時に新しい毛髪が生えてくるわけです。ですから本来であれば抜け毛が多いからハゲるという訳ではなく、毛髪量は人によって個人差があるため沢山抜ける人はそのぶん生えてくる髪の量が多いと考えるのも妥当性はありますし、抜け毛が少ない人は元々の毛髪の量も少ないというケースもあります。

季節の変わり目などには抜け毛が一時的に多くなることは、正常な発毛サイクルをもつ人でも珍しくありません。つまり抜け毛の量で一喜一憂するのはあまり意味が無く、要は抜け毛の本数でなく「発毛サイクル」が重要なのです。

現在髪をどれくらい伸ばしているかにもよりますが、ある程度長い髪が抜けるなら心配ありません。しかし一度生え始めた髪が短い周期で抜けてしまい、抜けた髪はとても短いという場合は薄毛になりはじめているサインだと考えてもよい。

「抜けた毛の長さ」が着目すべき点なのです。

上の図のようにＡＧＡ（男性型脱毛症）になると、毛髪サイクルが正常な毛髪サイクルに比べて短くなります。

髪が細いと薄毛になりやすい？　という件。

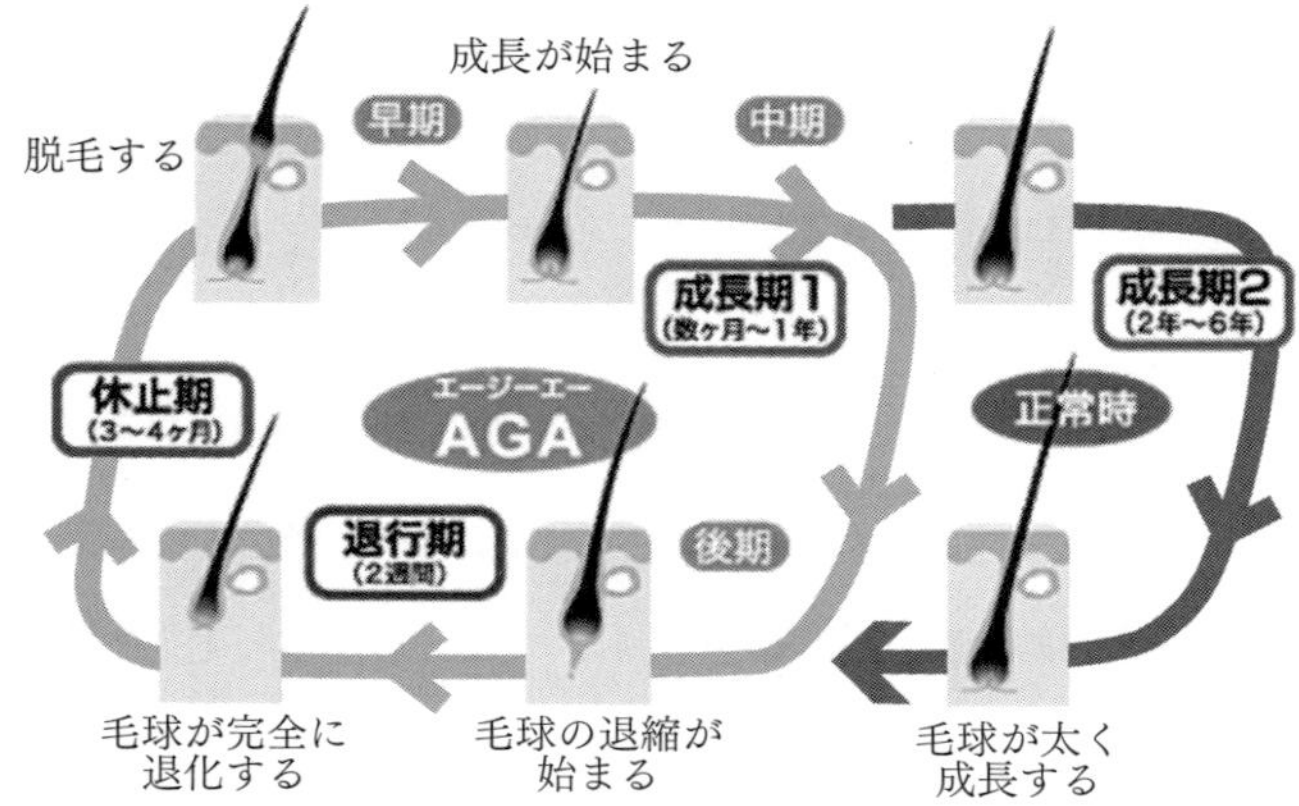

正常時の発毛サイクルとAGA（男性型脱毛症）の発毛サイクル

髪の細い人が気にすることが多いのが髪の細さです。

結論からお伝えすると、髪が細いだけで薄毛になるわけではありません。生まれつき髪が細い人は元々の体質や髪質ですし、毛が細いから薄毛になるわけではありません。

しかし普段の生活の中で、髪が急に細くて弱々しくなったり、抜け毛が多くなったりした場合は要注意です。

昔は剛毛だったのに最近は髪が弱々しい。そのような場合は、ヘアサイクルが狂いだしている可能性が高いのです。

血流が悪くなって髪に栄養が行き渡っていない可能性もあります。

女性の薄毛にはホルモンバランスが崩れたこと

が原因のことも多いのです。

ちなみに、寝癖もチェックポイントです。

「若い頃は寝癖を直すだけで朝の時間がかかったのに、最近は寝癖なんて全くない」という方は髪のハリも注意してみてみましょう。ハリが無い場合は、髪が全体的に弱っている可能性もあります。


薄毛の原因は皮脂？　という件。


知らない人が聞けば説得力ありそうな説に聞こえますが、皮脂にはもともと頭皮を雑菌などの外敵から守る役割があります。頭皮にとっても最低限、必要な皮脂があります。

皮脂はある程度なければ、逆に頭皮トラブルになり脱毛を引き起こしてしまう可能性があります。

そもそもこの皮脂が薄毛の原因とは誰が言い始めたんでしょう？

「薄毛の原因は皮脂だ」

こんなことを今だに言っているのは、自社商品の売り込みをしたいがあまり、誰かを犯人にしたてたいと考えている人といっていいのではないでしょうか。薄毛トラブルがない健康な髪の人でも、皮脂は必ずあります。

逆に洗浄力の強いシャンプーで頭皮を洗髪し続けると、皮脂を落とし過ぎて頭皮がカサカサになり、痒みやフケの原因になるので注意です。適度な皮脂は、髪にとって必要なのです。

海藻を食べると髪が増える？　という件。

これは昔から言われている説です。しかし、そもそも毛髪はタンパク質から作られていますが、海藻の成分はミネラルが主です。だから海藻だけでは髪を作ることはできません。髪の毛を作るもとのタンパク質が大切なのです。タンパク質は18種類の必須アミノ酸でできています。

現代人はビタミン、ミネラルが不足がちといわれているので、「育毛＝身体全体の健康バランス」という考えから、「海藻が髪の毛を増やす」につながったのかもしれません。

精力が強いとハゲる？　という件。

結論から言うと無関係です。

確かに薄毛の原因には男性ホルモンが関係していますし、睾丸を摘出すればハゲないとも言われています。

そもそも、男性ホルモンそのものは原因ではありません。毛乳頭や皮脂腺にある還元酵素の「5α－リダクターゼ」が男性ホルモンと結び付いた時、「ジヒドロテストステロン（DHT）」という脱毛因子が生じてしまうのです。

つまり薄毛になるのは男性ホルモンの量ではないのです。確かに男性ホルモン量が多ければDHTに変換される確率も高くなると想像できなくもありませんが、重要なのはDHTに結び付くまでの工程でDHTが生産されやすいかどうかで、薄毛のスイッチがはいるかどうかが決まります。

男性ホルモンは体毛の支配はしているが、頭髪には影響しませんので、性欲と毛髪の量は関係ありません。よくメールサポート相談に「1日のセックスの回数」等を心配して相談される方もいらっしゃいます。性欲は気にせず励んでいただきたいのですが、頭皮のケアもお忘れなく。

メタボの人はハゲるのか？　という件。

確かにメタボが薄毛を助長しやすくなることは確かです。しかし個人差もあり、メタボだからといって必ず薄毛になるのではありません。メタボリックシンドロームでは血液のなかの中性脂肪が多い状態になっているので、ドロドロした血になりやすい。ドロドロ血になると血行そのものが悪くなって、頭部の毛細血管から毛母細胞に栄養が供給しにくくなってしまいます。

つまり頭皮の毛細血管が詰まった状態になるので、髪が育ちにくく、抜け毛が増えやすい状態になります。

メタボそのものが薄毛の原因という訳ではありませんが、メタボ自体は治したほうが良いでしょう。

だからといって過度なダイエットは逆に抜け毛を助長します。極端な食事制限などにより体内に栄養が行き渡りにくくなり、頭髪まで栄養が運ばれにくくなってしまうのです。するると、身体のホルモンバランスが崩れ、髪にも当然影響が出ます。その結果、抜け毛を増やす原因にもなります。

女性にありがちですが、過度なダイエットは抜け毛を誘発させます。著者が行っているサポートでは糖化をなるべく少なくすることにより育毛の効果をより高める方法を取っています。ここから糖化と薄毛育毛について説明していきましょう。

糖化を少なくするとはいえ、誤解してほしくないのですが、糖分を徹底的にカットするような最近流行りの糖化カットダイエットはリスクが高いのです。糖質が足りないと糖質以外の物質からグルコースを生産する「糖新生」という現象が起こります。つまり筋肉が減っていく。筋肉が足りなくなると身体の代謝も悪くなる。誤った糖化カットダイエットは薄毛を治すどころか、身体を壊したあげくさらに薄毛を悪化させる可能性もありますので要注意なのです。

人の体を維持する三大栄養素は「炭水化物」「タンパク質」「脂質」です。糖質は、炭水化物から食物繊維を引いた後の残りカス。しかしこの残りカスが身体のエネルギーをつくる物質です。代表的な炭水化物をあげてみましょう。

ご飯、パスタ、パン、ラーメン、蕎麦、うどん、イモ類……。

糖質は、筋肉や肝臓で身体のエネルギーとして蓄えられます。だから必要な糖質はとても重要。ただし現代人の食事には必要以上の糖質を摂ってしまうような食べ物が本当に多いのです。パンケーキと生クリーム、尋常でない量の砂糖がはいった缶コーヒー、ソフトドリンクなどの清涼飲料水。菓子パン、デザート、お菓子など。

身体エネルギー用として備蓄できる糖質はほんのわずか。糖質を摂り過ぎた場合、蓄えきれない糖質は 脂肪組織で中性脂肪に姿を変えます。

糖質がエネルギーではなく、脂肪に姿を変える瞬間です。

糖質を摂ることで血糖値が上昇し、すると身体は血糖値を下げるために、すい臓から「インスリン」というホルモンを分泌します。この「インスリン」は、余った糖質を中性脂肪に変える性質があります。だから肥満につながるのです。

特に空腹のとき、いきなり甘いものや脂っこいもの、ご飯やパスタなどを食べるとインスリンが急激に分泌されます。すると内臓脂肪がどんどん蓄積され、身体の不調が増えていきます。ですからインスリンの急激な上昇が抑えられるようなものから食べ始めるのが良い。つまりサラダやお吸い物など糖質が少ないものからがおすすめです。

肥満は身体の中の主要臓器を圧迫しやすくなり、血流も悪くなります。くわえて血の質も不純物が多くなり濁ってくるため、いわゆるドロドロ血になってきます。

これは身をもって体験したことですが、日頃の激務でストレスがたまった時期があり、食生活も乱れていた時期がありました。すると気がついたら、自分でも驚くほどお腹も出て内臓脂肪がたっぷりたまっており、同時に髪も弱々しくなっていたのです。

この頃に飛行機に乗ると、毎回、激しい偏頭痛と吐き気に襲われました。高度1万メートルの上空で、機内の気圧変化が身体に何らかの負担をかけているものと思いますが、原因が分からない。飛行機酔いの薬や頭痛薬を使っても少ししか軽減できなかった。しまいには飛行機に乗るのが恐怖になったほどです。

しかし食生活を整え、内臓脂肪や体脂肪を減らして間もなく、何の対策もしなくとも激しい飛行機酔いからケロッと解放されました。推測ですが、内臓脂肪が血流を圧迫していた状態になっており、高度飛行による低気圧で血流がさらに圧迫され脳に充分な酸素が行き届かなかったことが原因ではないかと考えています。

糖質過多で身体に脂肪をためこむのは、抜け毛を誘発するばかりか、このように命を縮める事態にもなりかねません。

だからといって糖質を全てカットしてしまっては身体に悪い。必要な栄養素が身体に取り込まれなければ本末転倒で身体を傷つけるだけだからです。糖質は脳にとって唯一のエネルギー源。脳の栄養分は糖質のみなのだから、必要量を考えて摂取するのがよいでしょう。

身体の糖化を避けるためには、徹底的に糖質をカットするのではなく、必要最低限の糖質は摂ること。そのうえで不要な糖質はなるべく意識して摂らないようにする。これだけで薄毛を招きやすい原因の体質から抜け出すことができるということです。

必要最低限の糖質の目安は参考までに、朝、昼、夜とご飯各1膳程度です（できれば夜はご飯を抜いたほうが良い）。

ご飯、パン、麺類、デザートのケーキ類。世の中には本当に美味しいものがたくさんありすぎます。食欲が旺盛な人は食べたくて仕方が無くなるでしょう。しかしこうした食習慣が後年、薄毛という悪夢を招く間接的な元凶になってくると考えられます。食の内容で身体はつくられます。血液の質や血流が悪くなったりすれば当然、頭皮や髪の成長にも影響するためですが、詳しくは具体的な薄毛体質改善の項目で後述したいと思います。

育毛シャンプーで髪は生えるか？ の件

本書でも最初にお伝えしておりますが、育毛シャンプーだけで髪がフサフサと生えるわけではありません。もし育毛シャンプーで髪が生えると謳っている広告があれば、それは紛れもない嘘だと思っていただきたいのです。

そもそも育毛シャンプーの役目は頭皮を清潔に健やかに保つことです。シャンプーの表示にもそう記載されています。

育毛シャンプーを使えば髪が生えるというイメージが先行しがちなのですが、効果・効能を読んでみてください。そんなこと一言も書かれていないはずです。シャンプーの役目は、フケや痒みや汚れ等が頭皮に発生してそれが原因で炎症になり毛根にダメージが及んだり頭皮が硬くなったりするのを防ぐために、血行不良等を防ぎ新陳代謝を良くすることなので育毛シャンプーとはあくまで頭皮環境を整えるもの。

「シャンプーでハリ、コシを与えます」という表示や広告をよく見かけますが実はこれは当たり前のことで、言葉のトリックなんです。なんだかハリ、コシがでると髪にボリュームが出たような錯覚になりますよね。洗髪前には、髪についた汚れや脂で髪が寝ている状態です。そこへ洗髪すれば、髪から汚れや脂が取れます。だから本当はどんなシャンプーを使っても、髪に軽みが出てハリやコシが戻るのです。

では育毛シャンプーを使う意味は何でしょうか？

「経皮吸収」と呼ばれるように、頭皮からも成分は吸収されるということを覚えておいてください。湿布薬やニコチンパッチなどがあるように、すぐに洗い流すシャンプーも泡立てている間にも成分がわずかに吸収されます。

身体は頭から足のつま先まで、血管でひとつに繋がっています。経皮吸収された成分も全身に微量とはいえまわります。ならば、たかがシャンプーとはいえ、リスクの高い危険成分を使っておらず、逆に育毛成分が多いものを使いたいものです。

そこで覚えておいてほしいことがあります。

シャンプー製造を請け負う会社では、シャンプーの添加物のキット販売なるものが存在するのです。

販売したい会社は、工場に成分と濃度を指定するだけで、あっという間にオリジナルシャンプーの完成。中には50種類もの成分を配合していることを売りにしているシャンプーもあるようですが、よくよく調べてみれば、そのうち4種類は防腐剤だったり、ひとつひとつの成分がわずか0・001%だったりとか、入っていてもいなくても変わりの無い配合量だったりするのです。

要するに宣伝に使うのが配合表記の目的なのです。微量でも入れてありさえすれば「〇〇成分配合！」という表示はできますからね。

▼今、なんて言ったの？　コンビニでの出来事

第1章を終わる前に、ある出来事を紹介します。

コンビニで買い物をし、レジでお金を払った時のこと。

「あふぃがとうヴぉざいまふぃた」

「……ん？（何て言ったんだろう？）」

（もしかして……ありがとうございました……？）

少し考えて、恐らくはそう言っているように感じたのですが、よく考えないと何を言っていたのか分からなかったのです。

ふと店員の顔を見ると恥ずかしそうに、うつむき加減でした。前歯が数本ないのです。

だから話すと、空気がスカスカ抜けて上手く発音できない。

こうなる前になぜ、歯医者に行かなかったのだろう？　早く歯医者に行っておけば前歯が無くなることもなく、普通に会話が成立するのに……。

薄毛に悩む人は治したいために、悩みに悩んでいる。「生えるためなら」といろんな努力をしている……。それでも歯医者さんに治してもらうようにはいかないのが現実です。

歯も髪も同じ人間のパーツです。

最小限の正しい知識とケアで、死ぬまで自分の歯で美味しい食べ物を食べることができます。知識が曖昧で、いい加減なケアでは近い将来、歯周病で総入れ歯になることだってあります。

歯の話が出たついでに書いておきます。歯槽膿漏《しそうのうろう》は歯だけの問題ではありません。歯槽膿漏になると、あなたの全身を流れる血液にも毒素が混ざるのです。そして、本書で推奨している薄毛予防のための体質改善でも、全身の解毒が大前提です。なぜなら、健康な身体が発毛体質づくりに欠かせないからです。

しかし多くの人たちは、「育毛」と「歯」は関係があるとは想像もしていません。

本当は密接な関係があります。

歯周病は歯だけの問題ではありません。

北アメリカや西ヨーロッパでは歯並びが良い人が多いのですが、それは子供のときから歯並びをよくするための「ブリッジ」と呼ばれる針金の矯正器具をつけるからです。

しかしブリッジの本当の目的は、見かけの歯並びだけの理由ではなく、虫歯や歯周病予防のためでもあるのです。

欧米では歯の保険料金の条件に一年に数回の歯の定期検診が義務付けられている国が多くあります。定期検診をさぼると保険料金が上げられてしまうのです。

この定期検診では歯周病を防ぐために歯垢《しこう》・歯石除去をします。歯周病になると血が汚れ、血流も悪くなり毒が全身に回るのです。歯周病の細菌が血中に入り込むことで、血の塊ができるため血流が悪化するという調査結果もあります。

正しい育毛のためには、健康な歯からも見直す必要があります。

まだあります。

歯周病は、歯と歯茎《はぐき》の間から雑菌が入り、歯を支える歯茎が毒を抱えます。

その雑菌は全身の血管に流れ、さらにインスリンの活動に障害を起こすことが最近の研究で判明しています。

私たちの身体は頭のてっぺんから足のつま先までつながっていますが、歯の不調だけで全身の血液が汚れることを知っている人は、そうそう多くないようです。

ましてやそれが育毛にも関与しているということは知られていません。

口臭が強い、臭い。そんな人は要注意です。自分の口臭はなかなか気がつかないので厄介ではあります。

先にあげたコンビニ店員の頭をふと見ると、偶然かもしれませんが、やはり髪がスカスカで地肌が見えていました。

だから育毛には歯の手入れも欠かせないのです。

例をあげます。まずフロスと呼ばれる糸ようじを歯と歯のあいだに入れて、食べ物のカスと歯垢をかき出す。それから普通にブラッシングをする。電動式がお勧めです。そして仕上げに歯間を強い水流で洗浄するウォータージェットなる器具を使う。

歯間が狭い人は、最後の仕上げでもたくさんの残りカスが水流で流れ落ちるのに驚きます。つまり通常のブラッシングだけでは不充分なのです。出張先などで外泊するときも同じケアをするといいでしょう。ちなみにウォータージェットの器具はかさばるので、電池で動く携帯用のものを持参します。

ブラッシングだけでも面倒なのに、さらにもうふた手間もかかるので、最初は面倒かもしれません。

しかし慣れてくると、全てこなさないとやはりスッキリしない。著者は、このお陰で何年も検診でも虫歯1本も見つからず、幸い口臭もありません。

いくら正しい歯みがきをしているつもりでも、虫歯や歯槽膿漏ができ、定期的に歯医者さんにお世話になる人もいると思います。そんな人はぜひ、歯のケアを実行してみてください。抜け毛や薄毛の改善にも関係しているのですから。

歯医者さんは、たいてい自分の子供には正しい歯のケアをさせて教育するようです。だから歯医者さんの子供は歯が綺麗で虫歯が少ないようです。

▼まとめ

薄毛に至るメカニズムをある程度ご理解いただけたかと思います。

ただ効果がある発毛法や効果がある育毛商品はなかなかクローズアップされにくい。なぜなら評判の良い育毛商品というのは、どこでも目にしたりする広告でなく、どちらかというとクローズドな世界で、口コミで評判が高いケースが多いのです。

通の方だけが知る「隠れ家的料亭」というものがありますが、それに近い存在かもしれません。

「これで薄毛から解放された」と名乗り出る人は、対価が無ければなかなかいません。自分で「私は薄毛でした」と宣言しているようなものだからです。

昔、ある知り合いの舞台役者が大手のカツラメーカーのコマーシャルに出演していたことがありました。ギャラを聞いたことがありますが、びっくりするほど高い金額であったのを覚えています。役者の立場で考えれば、自らの宣伝を考慮しての選択もあったのでしょう。製品の機密契約があるため詳しく語ろうとはしなかったので、こちらも敢えて聞こうとはしませんでした。

電化製品やパソコンを購入する場合、たいていは操作性や利便性、価格や他社との比較を徹底的にしてから購入にいたりますね。

しかし育毛商品は「生えるか生えないか」、大切なのは、たったこれだけです。使いやすい、簡単。確かに便利なほうがいいですが、生える確率が高いのであれば、利便性を重視すべきではないでしょう。

髪は家電製品ではありません。

だから「発毛というゴールまでの道のり設定」に集中していただきたいのです。

第2章 ある日突然薄毛にはならない

薄毛になるプロセス

抜け毛に悩みはじめると、そのうち鏡で髪を見る回数が増えはじめます。風呂上がりにふと鏡の中の、自分の濡れた頭に目をおとすと、何やら天井の蛍光灯が反射している……。

そう、地肌が見えはじめているのです。

それでも最初のうちは、髪を乾かすと地肌も見えにくくなり、ひとまずホッとします。ところが日がたつうちに、今度は髪が濡れてもいないのに天井の明かりで地肌が光っているのが分かるようになってしまう。

「これはやばい。そういえば会社の同僚も一瞬、何気に自分の頭に目をおとすことが気になっていたが……。とうとう戻れないところに足を踏み入れてしまった！」

抗がん剤を投与された患者は、副作用で髪が短期間でごっそり抜けてしまいます。しかし、男性型脱毛症をはじめとする男性ホルモンに起因して分泌、変換される脱毛因子（DHT、テストステロンなど。ここでは分かりやすいように脱毛因子と呼称）による薄毛については、ある日、目が覚めたら薄毛になっていた、などということはありません。

肥満になるプロセスと同じです。

食べる食材、食べる時間、食べる量、運動する量……。

日々の習慣と、食べるもので身体がつくられると言えます。薄毛についても同じことです。

先に述べたように、実は肥満による体脂肪の増加も薄毛に深刻な影響を与えることが分かっています。内臓脂肪が増えると血管が圧迫されますし、血中の不純物の濃度も高くなります。

そのため、クリーンな血液が頭皮にまわらなくなるから、髪も育ちにくい環境になってしまうのです。

植物や農作物と同じです。

化学物質で汚れた汚染水を毎日与えるのと、綺麗な水を与えるのとでは、育ち方や結果に差が出るのは明らかです。

薄毛を何とかしたい。

だから育毛剤！

昔からこんなに安直な図式を求める消費者行動が変わらないことに驚くのですが、何とかして早く髪を生やしたいという気持ちは、切実です。

だから街を歩いていても、風呂にはいっていても、食事をしていても、常に頭は「生える」という言葉のアンテナを張りまくっている状態です。

簡単に髪が生える方法……。

どれだけ探し回ったことでしょう。

その気持ちは痛いほど分かります。


日本の薬事法では、表示で毛が「生える」と断言することは許されていません。

だからどうしても表現が曖昧な感じになってしまう。

しかし、インターネットや雑誌などで、この言葉を必死になって探す人が増えています。

最近では女性の薄毛による悩み相談も私たちのメールサポートに数多く寄せられていますが、一体どれだけの人たちが悩んでいるのでしょうか?

統計上では日本人の4人に1人の割合で、抜け毛や薄毛で悩む人たちがいるそうです。また年々、増加傾向にあるらしいのです。

一昔前は、「遺伝的にハゲの血筋でないからハゲない」とか、「生え際にビッシリ髪が生えているから、薄毛とは縁がない」などと思われていました。しかしながら近年はそんな状況が一変しました。中年以降の男性のみならず、若年層からの悩み相談の数も劇的に増えてきたのです。

その需要を狙ってなのか、育毛業界から出される無限大の育毛商品、そして育毛アイテム等は把握しきれないほどの数が世の中に溢れています。

そのためでしょう。

「ダイエット業界辞めて今度育毛ビジネスやるんだ」

などと、何ともお気軽で、浅はかな気持ちで鞍替《くら》えしてくる業者が増えてきています。

「○○専門コンサルタント」だと自分で言えばコンサルタントのでき上がり、と同じように、育毛業界がいつまでたっても胡散《うさん》臭いのはこんなことがあるからなのです。

育毛業界も同様にメーカーも「育毛商品開発」と言って、新しい製品が生まれては淘汰されて消えていきます。そんな話は数えきれないほど聞いてきました。

育毛業界に有象無象の業者が乱立するにはワケがあります。

それは薄毛という悩みは、友人や家族、恋人などにもなかなか相談しづらく、自分一人で悩みを抱えてしまうという現実があるからです。

ダイエットに悩む人なら痩せれば済む話で、薄毛ほど悩みは深くはないことが多い。あくまで理論上ですが、太っているところから引き算で解決できるからです。

しかし薄毛は、無いところに足し算で髪の毛を増やさないといけない。またダイエットなら、体型は外から見てもわかる話ですから、まあ多少はオープンな話ができるでしょう。

薄毛は少々事情が違ってきてしまう。みな、必死で薄毛を隠しながら生活しています。そうなると他人に相談しにくくなり、コンプレックスとなり独りで悩みを抱えてしまう。そこに上手な語り口のコマーシャルや広告が目に入る。そしたら必然的に吸い込まれてしまう。こうした負のサイクルから抜け出せない構図になってしまうのです。

この負のサイクルから抜け出せずに苦しんでいる人は多くいます。昔と違い、インターネットが普及した今は、欲しい情報は直ぐに分かります。しかし、まだまだ発毛については、不正確な情報やデマも数多いのです。

「自分はこれから髪がどんどん抜けて、頭皮がスケスケに見えるように薄くなってしまうのだろうか?」

「この抜け毛は一時期的なもので、しばらくすると抜け毛もなくなり生え揃って来るのだろうか?」

不安とわずかな期待が入り交じった気持ちになった瞬間に、何とも言えない精神状態になるのは誰もが同じでしょう。

財布をどこかに落として紛失してしまったときに似た気持ちと同じではないでしょうか。

「どうしよう?」

焦りと不安で頭の中は負のスパイラルになります。

財布を落とせば交番に行きますが、髪が抜けたらあなたはどこに行きますか?

ここで迷わないために、あなたに指標をお教えします。

まずはヘアサイクルを知ろう

まず「ヘアサイクル」という言葉を覚えてもらいたいと思います。

ヘアサイクルについて、ご存じの方もいらっしゃると思いますが、一度ご説明させていただきます。

一時的な抜け毛なのか、何かトラブルをかかえた抜け毛で髪が黄色信号を発しているかの判断をするのに、良い指標となるのがヘアサイクルです。

ヘアサイクルとは髪が生まれて抜けていくまでの周期で、正常なヘアサイクルは5〜6年周期と言われています。

つまり髪の寿命は5〜6年なのです。

シャンプー後に抜けた髪を1本1本毎日確認して、

「今日は80本抜けた」

「昨日は100本だったな」

こんなことで心配になられてよくご相談を受けますが、本当は誰しも毎日抜け毛はあるので心配になる必要はありません。毛髪はいわば爪と同じなのです。

爪も老化が始まれば表面のツヤがなくなったり縦線が入ったりしますが、それと同じように、毛髪も生え始めてから成長期が終わると抜け落ちる運命なのです。

ちなみに、爪の半月板が無い人、爪が健康的でない人を見ると殆どの方の髪が薄いように感じることがあります。

これは持論ですが、実際これまで見てきたなかでは圧倒的な確率です。みなさんも爪を少し気にしていただきたいと思います。

▼偶然の一致を知る

髪は毛母細胞が細胞分裂して生まれてきます。

発毛サイクルは「成長期」→「退行期」→「休止期」というサイクルによって成り立っています。

「成長期」は毛根から新しい毛髪が生まれて成長していく期間。

2年から5年が髪の成長期といわれ、このサイクルが正常な方はこの成長期の髪でフサフサと髪を保っています。

「退行期」は、髪の成長が止まる時期です。毛母細胞の分裂がなくなり、髪が伸びなくなります。この退行期で髪が一時的に抜ける準備をします。

「休止期」という退行期のあとは、毛母細胞の分裂がストップし完全休止状態となります。そして髪の寿命は尽き、天に召される、いや抜ける運命となる。私たちにはもう何も抵抗できない時期なのです。

春先に芽が出て夏に青く生い茂り、晩秋に枯れて朽ち果てる木々の葉の1年。私たちの髪の一生も、このサイクルに良く似ているではないでしょうか。

休止期の髪に、洗髪やブラッシング等をいくらしても、抜け毛となってしまうのは仕方ないことです。休止期の髪は、全体の髪の約10％前後ともいわれていて、これがヘアサイクルという髪の一生の終わりを表しているのです。

このヘアサイクルによる、新たな毛母細胞の分裂によって新しい髪が毛根から生えてきて、また次の髪の成長期となります。「髪が抜けたからといって、もう生えてこないという訳ではない」ということなのです。しかしヘアサイクルの乱れが起こると、新しい髪の毛が生えてこないため、髪が次第に薄くなってくるのです。するとヘアサイクルが短くなり髪の成長期が追い付かず、どんどん頭皮が透けて見える状態になってしまいます。いわゆる脱毛症の始まりです。

ただ、まったく髪が生えてこないわけではなく、生まれて育とうとしている産毛が脱毛因子によって次々と捕獲され、放り出されている状態なのです。

ご年配の方でも髪はうっすらと産毛状に生えています。明るい場所で薄毛の方の頭をよく見ると、鳥のヒナのようなキラキラした産毛がたくさん見えるはずです。産毛ですが、実際に生

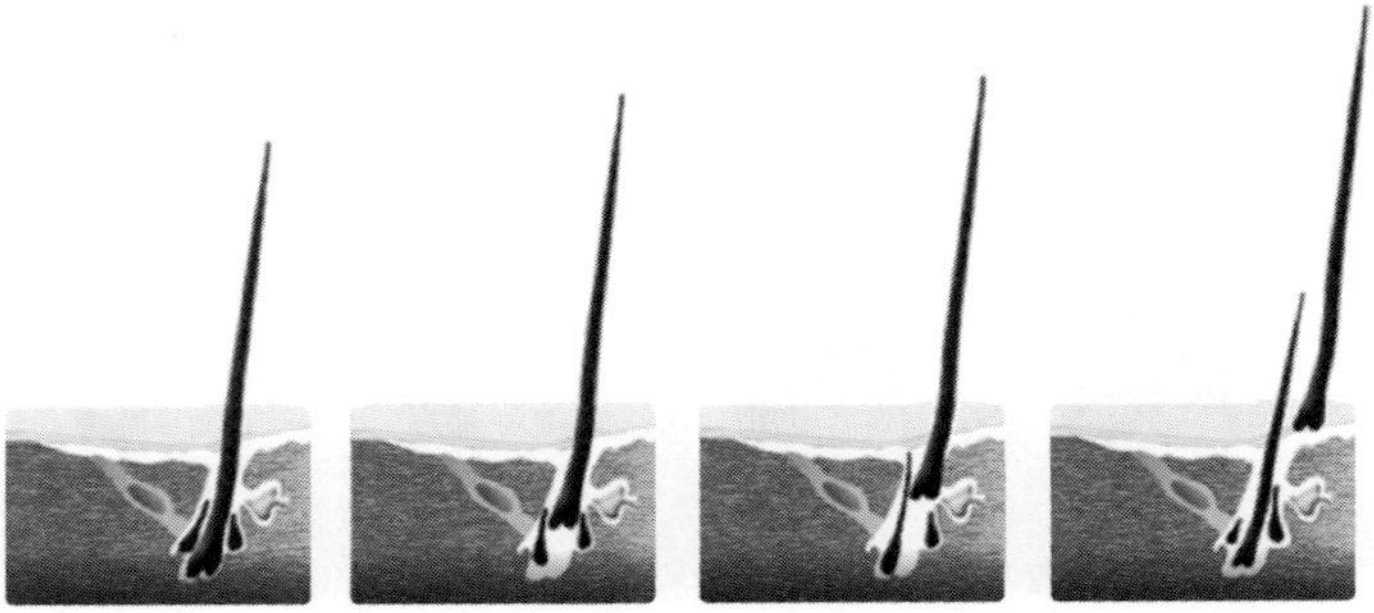

ヘアサイクル

えているのです。

ただ、成長が追い付かないだけなのです。

でもせっかくなら黒々とした髪を維持したいですよね？

「抜け毛の原因さえ分かれば、今ある髪を維持することができるだろう」と思ってみなさん質問をされてきます。悩みを他人に打ち明けることは非常に勇気がいりますので、それだけみなさん薄毛の悩みは深刻なのでしょう。

髪が薄くなる原因はたくさんあります。

まず外傷などにより頭皮や毛根が傷ついていたら、残念ながらそこには髪は生えてきません。髪が成長する場所が傷ついた状態だからです。

次に、さまざまな育毛情報でよく言われ続けている原因が「ストレス」です。

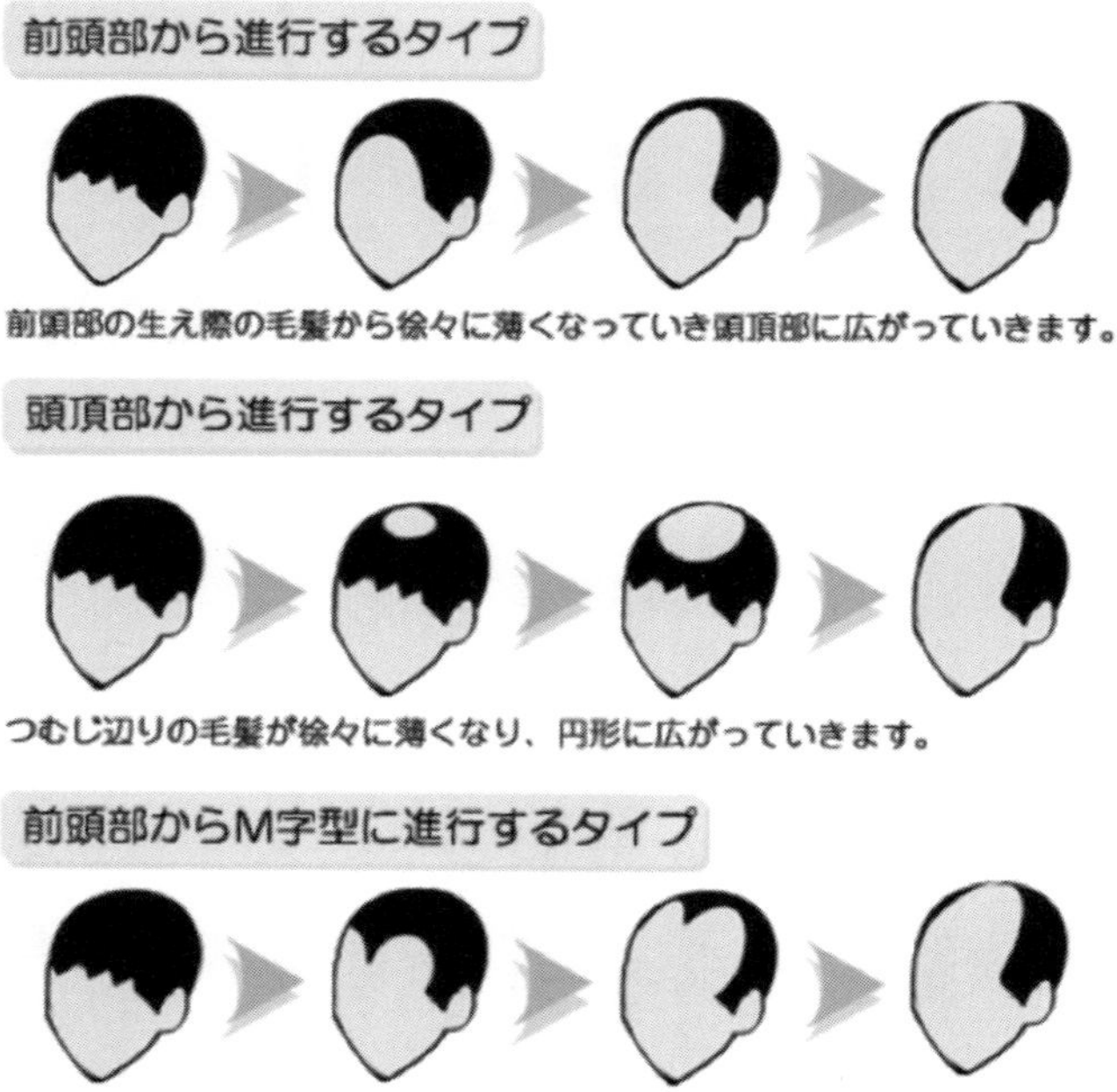
前頭部から進行するタイプ
前頭部の生え際の毛髪から徐々に薄くなっていき頭頂部に広がっていきます。
頭頂部から進行するタイプ
つむじ辺りの毛髪が徐々に薄くなり、円形に広がっていきます。
前頭部からM字型に進行するタイプ
M字型のAGA進行タイプは前頭部から薄くなるタイプと似ていますが、
前髪の中央部分が残るのが特徴です。

脱毛の主なタイプ

ただ、果たしてそうなのでしょうか？

ストレスのない人間なんて、世の中探してもそう簡単にはいないでしょう。

もちろん、一時的に急激なストレスがかかったことで、髪が抜けて薄くなったという話は、実際によくあります。それらは一時的なもので、いわゆる一般的な薄毛とは違う状態なのです。ストレスという、もっともらしい言葉で片付けられてはいつまで経っても薄毛の負のスパイラルから抜け出せません。

そういえば、幼いころ父親にこんなことを言われた人も多いのではないでしょうか。

「お前が勉強しないから、お父さん悩んで、髪が抜けちゃったよ」

いま考えれば、なるべくして薄毛になったのだと思うと、笑い話です。

本来、薄毛には根本的な原因があるはずです。著者の育毛相談メールサポートでも、問い合わせされたお客様から「抜け毛の原因はストレスでしょうか？」とよく質問されます。

その際にも必ず、現在の頭皮の状態、髪の状態をなるべく正確に聞いた上で返信するようにしています。

頭皮の状態でも、脂漏性皮膚炎による脱毛や、免疫疾患による円形脱毛症などは、医師による適切な治療が必要であるため、その対応は一概にはいえません。

薄毛の原因の要素で一番多いのが、やはり男性型脱毛症（AGA）。男性型脱毛症は遺伝が原因ではないかとは昔から言われていますが、そのメカニズムはまだ解明されていません。

ただ、親から受け継ぐ遺伝子は強力なものがありそうです。

目鼻立ち、背格好、声、果ては視力や歯並び……。

ここまで似てくるのであれば、薄毛になりやすい体質も引き継がれていると考えても無理はないと思えます。

産まれた時から薄毛への道が決まってしまうとは、何ともやりきれません。

けれども、落胆する必要は全然ありません。遺伝という概念は取り払っていただいて結構です。

ある調査によれば、75％の人が、薄毛になりやすい遺伝的体質を受け継いでいる、ということです。

つまり、薄毛になりやすい体質は多くの人が持っているのです。その中でも薄毛になる人とならない人がいる。ですから、遺伝を気にすることはあまり意味がないのです。

男性ホルモンと薄毛の関係

男性型脱毛症は男性ホルモンが原因だと、昔からいわれています。あの豊臣秀吉もハゲで悩んでいたともいうぐらい、昔からハゲは男の悩みでした。

薄毛に関する書籍や植毛関係の文献資料にもよくありますが、アメリカのハミルトン・ノーウッド医師の研究によると、思春期前に睾丸を去勢すると若年性脱毛症は起こらないそうです。脱毛症が進行中の人が睾丸を去勢したら薄毛の進行は止まり、この人に男性ホルモンのテストステロンを注射したら再び脱毛症が始まったといいます。

他にも、脱毛症の起こりやすい前頭部の頭髪と脱毛症が起こりにくい後頭部の頭髪を交換移植したら、後頭部から前頭部に移植した頭髪はそのまま残り、前頭部から後頭部に移植した髪は抜け落ちた、という研究結果もあります。

ということは頭髪が生えていた部分によって薄毛になりやすい性質とそうでない性質とがあるということです。男性ホルモンの感受性は髪が生える場所ごとに決まっていると考えられており、まさに国と国の縄張り争いのようです。

今のところ世の男性たちは、支配下になりたくない男性ホルモンに占領されてしまっているわけです。

ではどうしたら良いのか。その方法論については後述するので、もう少しおつきあいください。

抜け毛は突然やってくる

薄毛は前触れもなくやってきて、気がつくと薄毛の支配下におかれているパターンが多いのです。

ただ本当は、突然、薄毛になるということではありません。薄毛の予兆に気が付かないからなのです。

まず、抜け毛が通常よりも早い周期で、ジワジワ抜けてくることが続きます。

そして時間をかけて薄毛になっていきます。

10代、20代、はたまた50代からと、時期は人それぞれです。それがノックもなしにやって来るので、まさに「神のみぞ知る」という言葉がピッタリ当てはまります。

いつ発症するかも分からない薄毛は、病気だという専門家もいます。しかし生死には関わらないからか、病気とは認定されにくく、保険扱いにもなりません。これは日本だけでなく世界各国の保険でも同じ扱いです。

本書では、薄毛とは立派な「現代病」だと考えるスタンスをとっています。

多くの人が悩んでいる薄毛は、男性型脱毛症（AGA）。これはまさに現代病といえます。先に述べたように、男性ホルモンが主要因と考えられています。

男性型脱毛症を研究しているアメリカの医師ハミルトンの理論に基づいて、解説してみましょう。

この図は、昔から薄毛の進行度合いをはかるうえで参考にされてきました。

薄毛は日々少しずつ少しずつ進行していきます。

この図を見ていて、

「まさか自分はあり得ないだろう」

とは思わないでください。

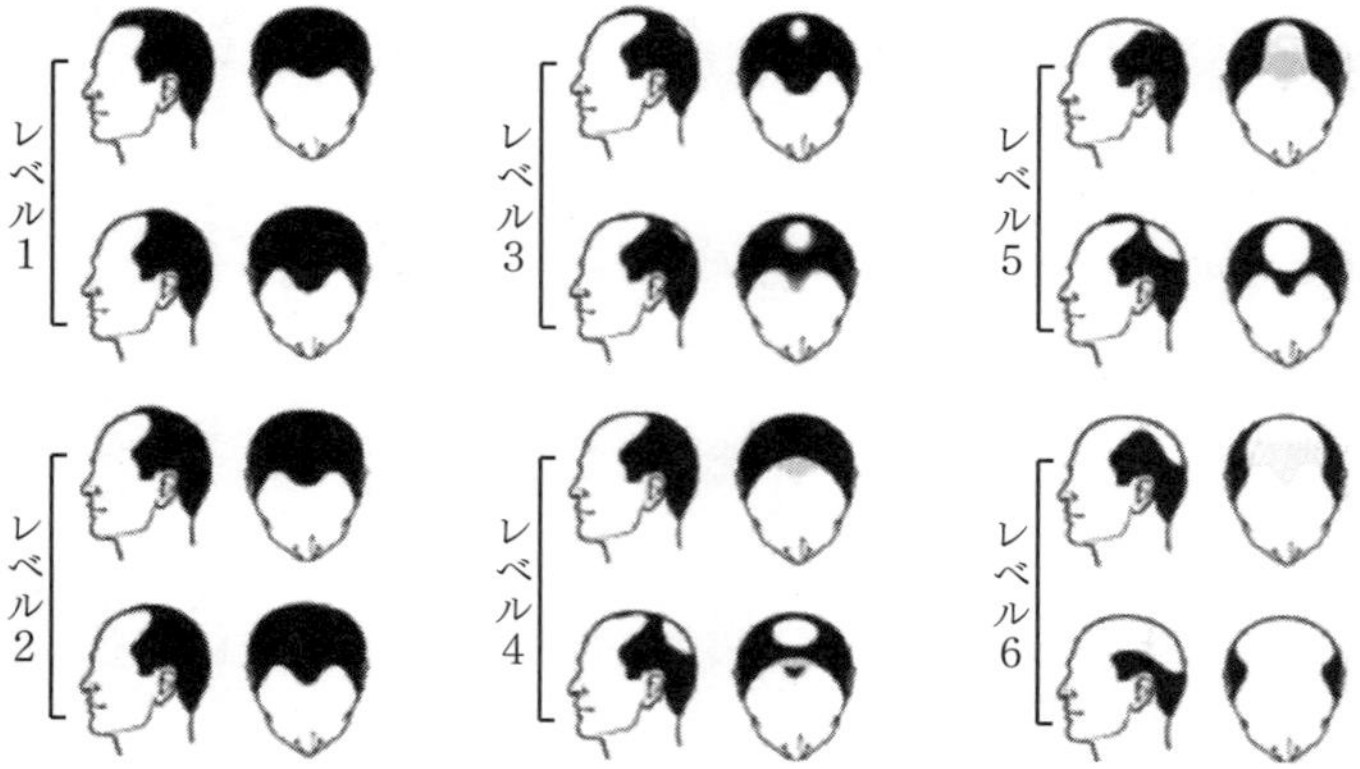

ハミルトン・ノーウッドの分類

何もケアしないと、数年後には、図とおなじような頭髪状態になる可能性があります。

全体がフサフサという頭髪の密度を100%とすると、70%位までのフサフサ度合いを保っていれば、頭髪の地肌も見えることなく、本人や周囲の人からも薄毛だとは全く気が付かないレベルです。

「最近、洗髪のときに抜ける髪が少し多いかな?」

そんなレベルです。

「まあ、気のせいだろう……」

まだまだ気持ちにも余裕もあります。

しかし……。

頭髪密度が60%~50%になると、お風呂上がりなど髪が水で濡れるたびに、鏡の前の自分を見入ってしまう段階です。

「あれっ？　最近なんだか髪が薄くなってきたかなぁ？」

「前よりもおでこが広くなったかな？」

と感じるようになってきます。

このときはまだ本人以外は気が付かないレベルです。周囲の目を気にするあまりに抜け毛や薄毛に対するストレスを少し感じはじめる。そんな時期でもあります。

頭髪密度が50％以下になってくると、周りの人からも薄毛が気付かれるレベルとなります。

この頃になると本人でも自覚してきている薄毛レベルなので、薄毛をヘアスタイルで隠そうとするようになります。なんといっても他人からこう言われるのを恐れています。

「最近、髪が薄くなったんじゃないの？」

ドキッとする一言です。

身近な人、恋人や奥さんなどから薄毛を指摘されるようになると、毎日のストレスが激増し、抜け毛を気にするあまりに洗髪も嫌になってくるのです。

サポートセンターにご相談いただくのは、この頃の頭髪密度になっている方が圧倒的に多いです。

最近では、少しの抜け毛でも心配してご相談される方も増えています。

さらに、女性からの薄毛相談も数多く寄せられています。

しかし男性と異なり、女性の薄毛の主な原因はホルモンバランスの崩れによる血行障害によるものが大半です。残念ながら、私たちが打ち出している男性を対象とした薄毛の改善法は女性には当てはまりません。

男性型脱毛症の薄毛は、男性ホルモンの影響や遺伝、年齢的な要素があります。男性には個人差はありますが、30代から40代の働き盛りと、これがまた薄毛の〝適齢期〟なのです。この頃の年代の方はやはり薄毛を何とかしたいという思いで真剣なのです。

抜け毛のケアは早ければ早いほど、対策の選択肢も広がり、効果も出やすくなるのです。

もちろん50代以降の方であっても全く効果がないということではありません。自分に合った頭皮ケアと薄毛対策を実践することが重要になります。

あなたの薄毛対策は？

日本人は欧米人に比べて、「薄毛をなんとかしたい」と悩む人が多いようです。

もちろん、欧米人にも「薄毛をなんとかしたい」という人はいて、最近ではイングランドの有名なサッカー選手が植毛したことを公表し話題になりました。それでも日本人ほど多くないと思います。

「薄毛を何とかしたい」

その思いはよく分かります。まだ薄毛が初期だったら「いっそのことスキンヘッドにしようか」なんて冗談を口にすることもできますが、実際にどんどん薄くなってくると、そんな余裕さえなくなってくるのです。

いまは、スキンヘッドも「お洒落」だとか「ちょいワルオヤジ」などと少しずつ認知されてきていますが、一昔前だと勇気のいる行動でした。ましてや営業職では無理でした。

現在、薄毛の解決法はいくつかあります。

まずはカツラにするか植毛にするか。もしくはAGA治療として医薬品等をもちいた薄毛治療も盛んです。

本書で提唱するのは、「自宅でできる発毛法」です。

体質改善、医薬品、育毛剤、育毛サプリメントなどについて重視して説明していきます。

なぜ、髪は抜けてしまうのか

髪は再生と退行を規則的なサイクルで繰り返し、抜けては生えるという「ヘアサイクル」の話を先にしました。

それでは、髪は何度も生えるはずなのになぜ少なくなってしまうのでしょうか？

育毛サロンに通われていたお客様からこんな悩みを聞いたこともあります。

「私の貯金が減るのと髪が減るのが比例している」

深刻な悩みです。だって両方大切なものがなくなるのだから……。

まず薄毛で悩む人の多くは男性型脱毛症（ＡＧＡ）ですが、主な原因は４つあります。

「男性ホルモン」「酵素」「遺伝」「年齢」

前述しましたが、髪の毛根には５α－リダクターゼという酵素が存在します。

血流に乗って流れてきた男性ホルモンのテストステロンは、この酵素の作用によりジヒドロテストステロンに変化します。これが薄毛の元凶である「５α－ＤＨＴ（ジヒドロテストステロン）」と呼ばれる脱毛因子です。

ＤＨＴは発毛サイクルを早めて、産毛から育とうとしている髪を片っ端から引き抜いていく悪者です。ただしこのＤＨＴにも役割があり、成人するまでは、ＤＨＴは性器形成に重要な役割を果たしているのです。

ところが成人になり、性器が完成したら、ＤＨＴは行き場を無くしてしまいます。行き場をなくしたＤＨＴが、あろうことかヘアサイクルを崩す。ここまでは解明されています。

男性ホルモンのテストステロンそのものには、毛を太くする働きがあります。だからテストステロンそのものが薄毛の原因とはなりません。ところがＤＨＴに変化すると状況は一変して薄毛の原因となります。ＤＨＴはテストステロンよりもホルモン活性が数十倍も強く、そして髪を作り出す元の毛母細胞の働き自体を弱めてしまうのです。その結果、薄毛を引き起こすのです。

最初は一人前の身体をつくるために協力してくれたのに、突然身をひるがえして薄毛をもたらすのです。

５α－リダクターゼは「Ｉ型」と「Ⅱ型」の２種類が存在しています。Ｉ型は、頭髪はもちろん、ひげやワキ毛、陰毛など毛が生えている部分にくまなく存在していると言われています。

しかしⅡ型は前頭部から頭頂部にのみ集中して存在しています。このⅡ型のＤＨＴが薄毛の原因になっているのではないかと、最近の研究や文献で発表されているのです。

ネープ部分（後頭部）や耳のあたりの側頭部は5α－リダクターゼのⅡ型の酵素がないのでDHTはできません。

だから薄毛の人は、後頭部と側頭部は毛髪は生えていますが、Ⅱ型DHTの影響を受けやすい前頭部や頭頂部が薄くなるわけなのです。

女性の場合も実は同じです。圧倒的に分泌量は少ないですが、女性も男性ホルモンを分泌し保有しています。女性の場合はさまざまな酵素の分布が男性とは異なるため、男性のような薄毛の進行にはなりにくいのです。だから頭頂部あたりが少し薄くなる程度で、Ⅱ型DHTだけの仕業で髪が薄毛になることは無いと言えます。

また、よくこんな質問もいただきます。

「タバコをやめないといけませんか？」

ハッキリ言えば即座にやめていただきたいところです。育毛にとってタバコは害になります。

タバコに含まれるニコチンが、血管を収縮させるというのはご存じの方も多いでしょう。

血管収縮が起きると、栄養分を髪に運ぶのが妨げられ、成長を阻害し、さらに毛乳頭に通っている毛細血管も収縮してしまいます。すると、髪に栄養分が行き渡らずに髪が抜けやすくな

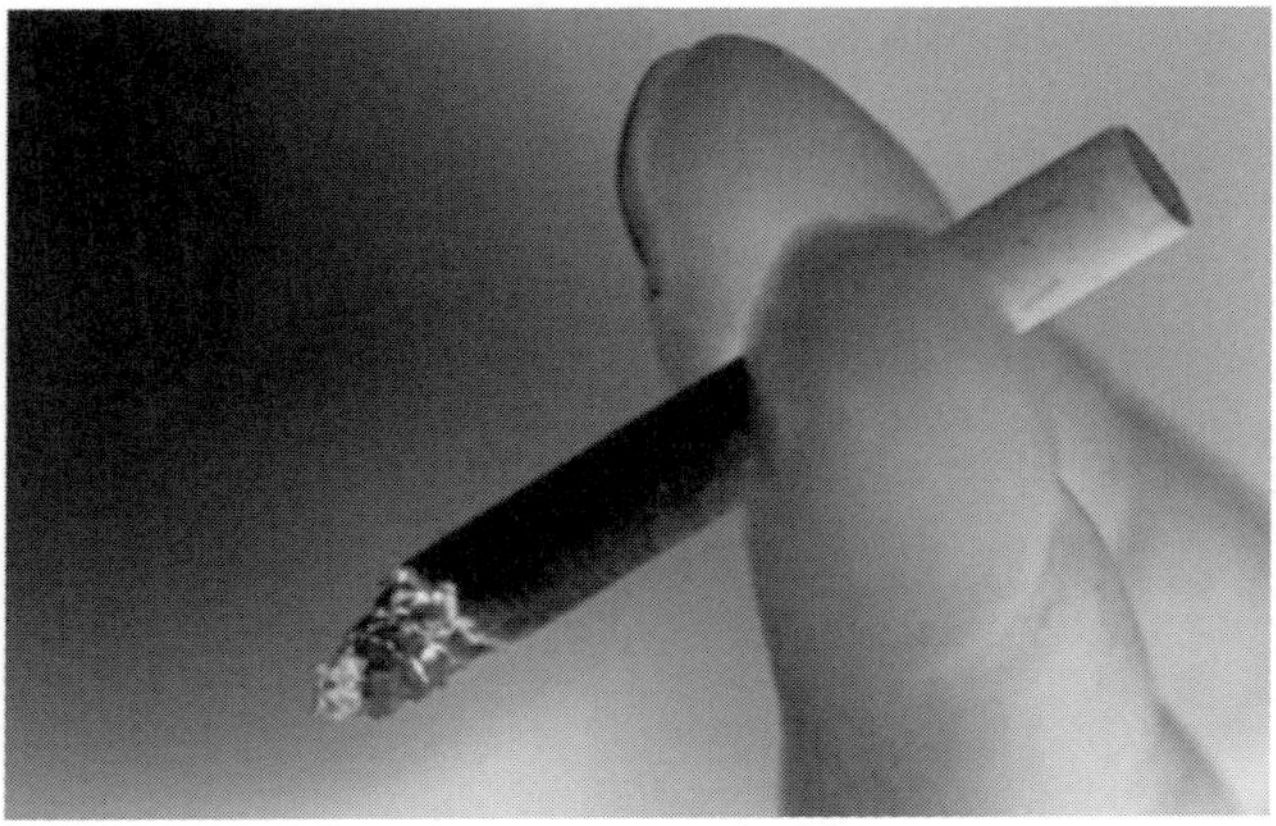

喫煙は脱毛を増加させる

るわけです。

またハーバード大学公衆衛生学部の調査によると、喫煙がテストステロン、DHT等、多くの男性ホルモンを増加させるそうです。これはやはり脱毛を増加させる要因だと考えられます。

「どうしてもやめられない」

それは厳しいことを言うようですが、あなたの意志の弱さと甘えに他ならないのです。著者も、実は何十年もヘビースモーカーでした。しかし、禁煙外来にもいかず、薬も使わず、タバコはやめることができました。

育毛のことよりも、家族のことを考え、信念を貫いただけです。タバコをやめるのに辛いのは、最初のたった10日間だけです。まずはタバコを吸う量を減らす、というのではなく、いきなりキッパリやめるのがベストなのです。１本吸うのも１箱吸うのも同じです。

◆食生活での薄毛要因

髪はケラチンというタンパク質でできていて、それが18種類のアミノ酸と結合しています。さらにアミノ酸のシスチンが多く含まれていて、タンパク質が不足すると抜け毛が多くなりやすく、亜鉛や銅やミネラルが不足しても抜け毛の原因になります。

現代は本当に多彩な美味しい食べ物で溢れています。しかし、美味しいものだけを食べていたら、健康に必要な栄養が摂れずに偏ってしまいがちになります。現代人の食事は気を付けて食べないと薄毛を招く食事スタイルにもなりやすいということです。

ミネラル分など、特定の栄養素をどうしても摂りづらい場合、サプリメントで補ってしまえばいいでしょう。摂取しないよりは摂取したほうがベターなのです。

現代の日本に出回っている多くの農作物は、化学肥料を用いて作られており、昔のように肥えた土壌で育てられていません。昔食べたあの美味しいトマトの味。何個でも食べたくなるような、あのトマト……。さぞ栄養も豊富だったことでしょう。

化学肥料で育てたトマトはまずく、栄養価も低い。しかし今のトマトのほとんどは美味しくなくなっただけでなく、栄養価も昔よりもずっと低下している。ほとんどの農作物がそうなのです。

今の日本の生活では、バランスの取れた食事をしているつもりでも、実際には充分な栄養素を摂ること自体が困難になってきています。それがサプリメントの普及しはじめたもともとの理由です。

充分な栄養素が摂れない場合、毛髪に供給される栄養素も足りず身体が充分に機能しなくなるのは自然の道理ともいえます。

サプリメントは薬ではありません。むしろ病気を予防するためや、体調を保つために必要な栄養補助食品です。

薬とサプリメントの違いは、薬が治療効果を厚生労働省から認められているのに対し、サプリメントは健康維持のために栄養補給するものという定義です。薬は抗病気対策としての薬品ですから、取り扱いは資格のある医師や薬剤師しか許可されていません。

つまり薬は取り扱いを誤ると身体に悪影響があるということです。

サプリメントは厚生労働省が抗病気対策としての効果を認めた薬ではないので、効能や服用方法も曖昧なのが現状です。ちなみに、日本のサプリメントは法規制も製造技術も米国よりも10〜20年以上遅れていると言われています。

良質なサプリメントを選ぶにはまず成分表示を確認しましょう。日本製のサプリメントの場合、規制が曖昧なため、表示に都合のいい栄養素しか記載していない場合もあります。さらには安価なサプリメントには栄養素以外に粗悪な原料も含まれている可能性も多々あるのです。

▼栄養素のタイプ

サプリメントに含まれる栄養素には、「合成タイプ」と「天然タイプ」があります。

「天然タイプ」は体内に吸収される力が格段に高いのです。

「合成タイプ」はたいてい白っぽく、天然タイプは複雑な色あいをしています。合成タイプは天然タイプの半分程度の吸収力しかありません。ただしビタミンCに限っては、タイプを気にしなくても大差ない。

安価に大量生産しているサプリメントは注意すべきです。

逆に体調を壊すこともあります。

合成タイプの場合、吸収するとき体内の栄養素を消費してしまいます。合成タイプのサプリメントを摂取することで、逆に身体の調子が悪くなることもあるのです。

粗悪で安価なサプリメントはコンビニなどで多く売られ、天然タイプのものは一般的に粒が大きく色が複雑で匂いが強い。アメリカ製ソルガー社のサプリメントなどは本当に高品質です。同じ成分と量が表示されていても、安物サプリメントとはまるで別物で、匂いからして違うのです。

穀物から作ったサプリメントを「ナチュラル成分」などの言葉で巧妙に誤魔化しているものも数多く存在しますが、原料が天然と書いてあっても、結局は化学合成されたものは、あくまで合成タイプですので気をつけたいところです。

▼添加物

添加物がないサプリメントはほとんどありません。なぜなら錠剤にした時点で増粘剤や光沢剤が必要になるからです。ただ気をつけなければいけないのは、安価なサプリメントにはまるで「添加物だけの固まり」ともいえるものも多々あります。

表示に乳化剤としか記載されていない場合は要注意。石油が原料だったりする場合もあります。

▼サプリメントを摂取するときに注意すること

水道水で飲むのはお勧めしません。水道水中に含まれている塩素がビタミンを壊すからです。できればミネラルウォーターが好ましいですね。

▼育毛に良いサプリメント

さて、育毛にお勧めできるサプリメントもあるのは事実です。しかし、基本的にはあなた自身の身体で不足している栄養素をメディカルチェックしてから、必要な栄養素を補給するのが理にかなったやり方です。そのことを前提として、育毛に有効な栄養素だけをあげてみました。

ビタミンB_2……髪の毛や皮膚の再生、動脈硬化、白内障の予防
ビオチン……白髪・はげ予防、疲労回復、脂肪の代謝不全、脱毛・白髪の予防
パルトテン酸……細胞の成長、神経中枢の発達、血液・皮膚障害、白髪の予防
ミネラル……髪・皮膚の色を保つ、鉄分のはたらきを助ける

こんなところでしょうか。

もう少し深く掘り下げていうと、これらの栄養素を吸収させるためには、他の栄養素も必要になってきます。ここが、サプリメント摂取で効能を得ることができるかどうかの難しいところなのです。

いずれにしても、素人がサプリメントを適当に選んで服用しても、期待したような効果は得られにくいでしょう。面倒かもしれませんが、購入前に薬剤師の方や栄養士の方など、専門家に相談するのが、効率的であるといえます。

▼まとめ

サプリメントを推奨するのは日常生活で補えない栄養分を補給できるからです。

だからサプリメントだけに依存するのはいけません。

基本となるのは、栄養価もありバランスが取れた食事、そして睡眠、運動、休養です。

添加物が山盛りのファーストフードやコンビニ弁当を食べるのは、病気になりやすい身体をつくるので避けたほうが良いです。

人間の細胞は毎日生まれ変わっています。３年経つと身体の細胞の実に80％が入れ替わります。

あなたが食べたもの。

睡眠時間中に休息して回復させた細胞。

運動で増やした筋肉。

あなたの生活次第であなたの身体がつくられていきます。だから不摂生な食事や生活が続くと、確実に「薄毛になりやすい体質」や「病気体質」にどんどん変化していってしまいます。

▼薄毛の要因、間違ったケア

みなさんが毎日使っているシャンプー。

実は多くのシャンプーには、あろうことか抜け毛や薄毛の要因物質が詰まっているのです。

一般的に、シャンプーには合成界面活性剤や防腐剤が多く使用されています。この合成界面活性剤は頭皮への刺激がかなり強いために、頭皮トラブルを引き起こし抜け毛の要因になるのです。

安いシャンプーには身体に好ましくない成分でつくられた洗浄剤が含まれています。育毛を前提に考えられているシャンプーは、髪や頭皮、身体への害も抑えるようにつくられた洗浄剤が使われることが多い。だから、どうしても価格も比例して他のシャンプーよりも高価になってしまいます。

質の悪い合成界面活性剤入りの安価な石油系シャンプーで洗髪すると、すぐに頭皮は痒くなります。

だから私は今でもシャンプー成分には気をつけています。

抜け毛に悩む方は、シャンプー選びも重要視してください。

「世間の認知度が高いメーカーで安いから」

これほどリスクが高い選び方はありません。後にも育毛シャンプーについて記載しますが、そこで髪に影響するシャンプー成分を記載しているので、目を通していただきたいです。

さて、ブラシで頭皮をトントン叩いて刺激し発毛促進するというコマーシャルが昔、流行ったことがあります。万一、ブラシ等で頭皮を叩いていらっしゃる方は、即座にやめてください。頭皮が赤く鬱血する位にブラシで叩けば、頭皮や毛根を傷めるだけです。それが原因で炎症を引き起こしたり、頭皮が固くなれば、かえって薄毛や抜け毛を誘発することになるからです。それにしても、根拠も無いのに、あんな無責任な宣伝が全国放送で流されたものだと、憤りを覚えます。

▼ヘアカラー

ヘアカラー剤には、ジアミンやアルカリ剤が含まれており、地肌に触れるとピリピリした痛みが生じたり、髪が荒れることがあります。

よく美容室でヘアカラーすると美容師さんから

「痛くないでしょうか～？」

「ピリピリしますか～？」

と聞かれることがあります。

まさにそれが化学薬品の影響です。

気の効いた美容室では、最初に痛くなりやすいかを聞いてくれ、それに合わせて薬剤を調合していいます。

ヘアカラーは脱毛を誘発させやすくします。ですから美容室のプロは、地肌に薬剤を付けないように毛束を分けて塗ってくれるので、必ずプロに任せたほうが賢明です。

市販のドラッグストア等で置かれているヘアカラー剤は、安いし、自分でできるのでお手軽です。ただしその分、強い薬剤が多く使用されているケースが多いのです。

痛みも痒みもないお手軽ヘアカラー。それが事実であれば、もう美容室がやっていてもおかしくありません。ところがそこには必ずリスクがあります。

「お手軽＝非常に強い薬剤」なのです。

頭皮が麻痺《まひ》して痛みも痒みもなくなるから、何も感じなくなるわけです。そのリスクを考えると怖くなりませんか。

フケについても多くの方が悩まれています。

これは男性・女性、また年齢は関係なく、共通の悩みといえます。

フケは、皮膚の「ターンオーバー」と呼ばれます。健康な頭皮の場合、フケはほとんど肉眼では見えない状態です。

頭皮のトラブルや皮脂の過剰分泌、ホルモンバランスの乱れによってターンオーバーが異常な状態になり、皮膚の角質化が進むと、剥がれ落ちるフケは多くなります。そしてフケは目立ってきます。

フケにも二種類あり、乾いたタイプのフケと脂性の湿ったフケがあります。乾いたタイプのフケは洗浄力の強いシャンプーによる皮脂の取りすぎや偏った食生活、パーマやカラーリング等による頭皮への過剰な刺激や、不潔にしていることによる、頭皮環境の悪化が原因として考えられます。

問題なのは脂性のフケです。

こちらは脂漏性皮膚炎の疑いもあります。

この場合、皮脂の過剰分が頭皮に残るために、そのままにしておくと、皮脂が酸化していきます。そのため、毛根の働きを弱めて抜け毛の原因にもなるのです。乾いたタイプのフケよりも、湿ったフケのほうが要注意だといえるでしょう。

脂性のフケをなくすには、原因菌の発生を抑えて頭皮の毛穴の皮脂を取ることが重要ですが、なによりも脂性のフケの原因菌であるマラセチア菌を抑制させることが必要です。

そのためのシャンプー成分は次のようになります。

▼ミコナゾール硝酸塩

脂性のフケの原因菌でもあるマラセチアの増加を抑えます。

▼ジンクピリチオン

抗菌効果がありフケの治療成分としてシャンプー全般に使用されることが多いです。昔からよくシャンプーに配合されています。

▼ピロクトンオラミン

真菌であるマラセチアや他の細菌にも効果があり、フケ治療だけでなくいくつかの実験において増毛効果があることが認められた成分でもあります。「ジオシャンプー」はピロクトンオラミンが成分使用されています。

▼グリチルリチン酸ジカリウム

抗炎症剤として、シャンプーだけでなく、育毛剤にも使用される成分として有名です。

▼ニラゾールローション（ケトコナゾール）

真菌の増殖を抑える抗真菌薬。病院で脂性フケの診断を受けた場合は、ほとんどがこの成分を処方されます。

第3章 意外と知らない、やってはいけない育毛法

焦りからやってしまうこと

育毛を考える際、やってはいけない基本的なことは、「頭皮を傷つけること」です。頭皮マッサージをやり過ぎて頭皮の毛細血管を潰してしまったら、頭皮が余計に硬くなってしまいます。健康な髪の人ほど頭皮の色は青白く、頭皮が柔らかい。薄毛の人ほど頭皮の色は赤く、しかもゴム風船を膨らましたように頭皮が突っ張って硬くなっています。

硬くなっている頭皮の場合、髪が薄くなればなるほどに、頭皮も比例して硬くなっていきます。髪がなくなると、当然ながら頭皮だけになる。頭皮の下は頭蓋骨で、その下は大切な脳です。脳を守るために、人間の身体は頭皮が厚くなっています。

だから髪が無くなると、それを補うために頭皮も厚く硬くなっていくのです。そうなると新しい髪も生えにくくなっていくというメカニズムがあるのです。

頭蓋骨は中年期（およそ40歳前後）まで成長するとも言われていますが、頭皮を硬くするのは髪のためにも避けたいところです。

▼頭皮を柔らかくするマッサージ

頭皮を指でつまんで押し上げてみてください。頭皮が硬く柔軟性がなければ注意したほうが良いです。

だからと言って、頭皮をブラシ等で叩くようなことはやめてください。頭皮と毛根を傷つけるだけです。さらに言えば、むやみに頭皮をマッサージしすぎても良くない。毛細血管にも悪影響を及ぼします。

誰しも耳の上あたりのこめかみ部分は柔らかいと思います。頭皮の理想はこめかみくらいの硬さです。頭頂部は薄毛の人ほどは硬くなりやすい。もちろんM字（生え際部分）もです。個人差はあると思いますが、こめかみくらいの硬さになるように、ゆっくりゆっくりと、優しくマッサージしていきたい。頭皮を4本の指の腹でゆっくりと、耳の下辺りから優しく頭頂部に持ち上げるようにマッサージする。薄毛の部分を集中的にやるのではなく、頭皮全体をゆっくりとマッサージしてください。

ちょっと話がそれますが、以前、温泉宿でマッサージを頼んだことがありました。

しばらくして宿の部屋にマッサージ師が来たのですが、私の肩から徐々に頭をマッサージしてきた時にポツリと……。

「私はね～、ミカンや柑橘類で育毛剤を自家製で作ったんだよ。それが結構、評判良いんだよね～」

何をこのマッサージ師は言いたいのだろう？

まあ察しはつきます。

私の頭を見て自家製の育毛剤を売るターゲットにされたということです。もちろん丁重にお断りしましたが、世の中にはこんな人がたくさんいるのです。

生のミカンや柑橘類は時間とともに変色、変質してしまうから、不衛生な変質した成分をそのまま頭皮に塗りつけるということです。

こうした得体の知れない育毛剤は、頭皮に痒みが続いたり、かぶれたり思わぬリスクがあることもあります。

ときどきメントール系を塗ると「スーッとした爽快感があり頭皮に良さそうだ」とおっしゃる方もいます。しかし全くの逆でメントール成分の多い育毛剤やシャンプーを使うと、頭皮に好ましくありません。かぶれに繋がることがあるからです。

私たちはまずメントール成分が入っていないか、入っているならどのくらいの量なのかを詳しく追究します。

基本的にメントール成分はオススメしていません。

以前、私たちはある有名大学病院で開発研究された育毛剤を取り扱ったことがあります。大学病院の教授の育毛に関する研究講義や臨床実験成果も聞き、納得した上で「さすがに有名大学病院の教授の開発した育毛剤はちがう！」と思いました。

そこでモニターを募りました。モニター結果では、ほとんどすべての方に良好な結果が出たため、取り扱いを決断しました。

ところが最初のロット製造は良かったのですが、販売会社が、ある工場に経営合併されて、生産工場が変わった瞬間、状況は一変したのです。

教授が開発研究したレシピが変わってしまい、メントールやアルコールの匂いが鼻につくような製品に変貌していたのです。

最初の開発された育毛剤とまるで違う製品ができている。もはや別物でした。お客様からも問い合わせが続出しました。

工場に問い合わせてもそんなことは「あり得ない」の一点張り。しかし、頭皮に塗った感じも匂いも、まるで最初の製品と違うのです。恐らく、利益追求のために、重要な成分を薄めて製造したのでしょう。成分をほんの少しだけ誤魔化しても、数万本を一気に製造するのですから原価コストはかなり変わってきます。

工場はもちろん儲かるでしょう。

ですが、即座に取引をやめました。

結果的にその育毛剤はほとんど世に知られることもなく、育毛業界から淘汰された感じになっています。誰でも名前は聞いたことのある著名な大学病院の教授が研究開発された育毛剤でしたが、工場の利益追求によって商品が台無しになったのです。

そんなことも過去にはありました。

過剰な洗髪はしない

薄毛で悩むと、洗髪するたびに抜け毛がついつい気になり、洗髪が億劫《おっくう》になりかねません。

しかしその逆のパターンもあります。

メディアを見渡すと、「薄毛は皮脂が原因」と主張するサロンなどがあります。

ですが、皮脂は過剰に落としすぎると身体はそれを補うために一層皮脂を分泌してしまう。それが逆に過剰な皮脂の原因にもなるのです。

皮脂を取ろうとすれば、身体が「乾いている」と判断して余計に皮脂腺から皮脂を分泌するようになります。毎朝、毎晩、念入りに洗髪したり1日に何回も洗髪したりするのは、かえって過剰皮脂の原因になるわけです。

育毛サロンや美容室等でこう言われたら要注意です。

「抜け毛の原因は皮脂なのです」

そう言われながら、マイクロスコープで頭皮の毛穴を見せられる。

「ほら、こんなに皮脂で毛穴が詰まっているでしょ！」

確かに過剰な皮脂は良くはありません。

しかし「皮脂はすべて敵」とばかりに洗い流してしまうと、頭皮の保護状態を無くしてしまいます。水をかぶった状態の皮膚は、普通の皮膚の状態よりも弱くなります。水でふやけて通常よりも柔らかくなるためです。

水中でダイビングをする際には、必ずグローブをつけ、ダイビングスーツを着ることが推奨されています。皮膚を保護しないと岩場などではいとも簡単に皮膚を傷つけやすいからです。

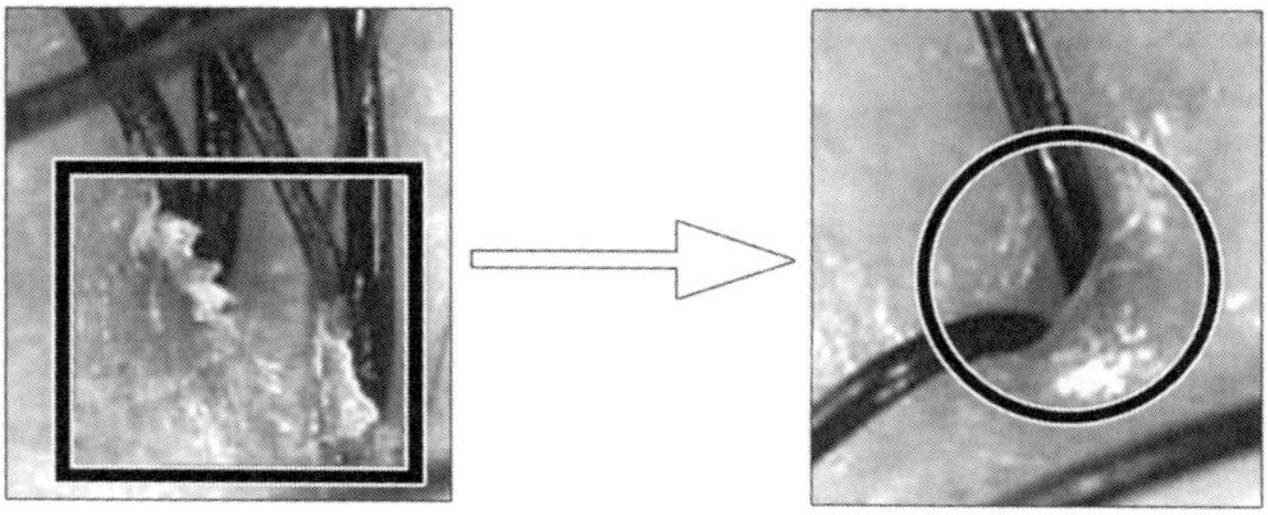

毛根に詰まった皮脂をヘッドスパで除去

これと同じ理屈で、洗髪のし過ぎは頭皮にも悪いのです。ヘッドスパも、闇雲に皮脂を取り除くことを目的に頭皮を強くマッサージするような施設はお勧めできません。適度に必要な皮脂まで取り除かれてしまうと、髪や頭皮にとっては必要なバリアまで除去されてしまうのです。そうなると頭皮はどんどん弱々しくなるし、髪も育ちにくい環境になるだけです。

先にも触れましたが、こんな説明がよくあります。

「髪の毛が生えてこないのは、毛根にこんなに皮脂がつまるからです」

そう言って、施術者はマイクロスコープなどを使って頭皮の皮脂を見せてくれるのです。

そしてこう言うのです。

「この器械をつかって皮脂をゴッソリ取り除きます。そうすると育毛剤がよく浸透するのですね。また毛細血管が刺激されて赤くなっているのが分かるでしょう？　血行がよくなった証拠です」

いやいや、とんでもない！

皮脂を完全に除去してしまったら、頭皮も髪も傷んでしまいます。毛根周辺が赤くなっているのは、摩擦などの刺激を受けて軽い炎症を起こしているから赤みを帯びているだけです。決して血行がよくなったのではありません！

こんなことを続けていれば、近い将来、余計に薄毛を助長します。皮脂を取り過ぎたり、強すぎるマッサージをしたりするヘッドスパ施設などでは、頭皮にも髪にも大きな負担を強いています。頭皮の潤いまで無くして、その結果 渇いた土壌のようなペンペン草も生えないような頭皮になってしまう恐れがあります。

皮脂は髪と頭皮の水分蒸発を防ぎ、そして潤いを保つために必要な潤滑剤の働きをします。これを全て取り去ってしまうと、フケや痒み、炎症、更なる抜け毛を招くのは想像に難くないでしょう。

もちろん何日も洗髪せず、皮脂が酸化して汚れが頭皮に蓄積されてしまったら問題です。その場合は適度に洗髪すればいいだけです。毎晩、適切な洗髪剤を用いて洗髪すれば充分なのです。

ですから、わざわざ皮脂を取りすぎて頭皮や髪を傷める必要はないのです。しかしながら、こうした施設は、皮脂を取り除く強力なシャンプーや特殊な器械をわざわざ用いて、時間もお金もかかり逆効果になるようなことばかりしています。

ひとつ例をお話ししましょう。

私たちが使う車の整備を任せているガレージのオーナーから聞いた話です。

「塗装を綺麗に保ちたいなら、ガソリンスタンドなんかに併設されている自動洗車は絶対にしないほうがいいよ」

なぜでしょうか？

それは、自動洗車場で使われている車用洗浄剤は、一般のものよりもたいへん強力であるため、車の塗装面を傷めてしまうからだそうです。

どうして超強力な洗浄剤を使わなければならないか？　それは自動洗車場に来る車は思い切り汚れていることが多く、汚れが落ち切らないというクレームを避けるため、短時間に一回でピカピカに汚れを落とさなければならないからなのだそうです。

また車を洗う大きなブラシは、いくら「車の塗装面を傷めないソフトブラシ」を使っていると宣伝している場所であっても、車の塗装面を傷めるそうです。その理由は、ブラシのヒダ部分に、汚れた車を洗った後の細かい砂などが残るためです。

何度も汚れを落としていくうちに、ブラシにはどんどん粒子状の砂が蓄積されていく。いわば、残った砂で塗装面を引っかきながら車を洗っているようなものらしいのです。これを知っている洗車場の人は、自分の愛車は絶対にスタンドの洗車場などでは洗わない。必ず手洗いするそうです。

固いブラシをつかっていれば、傷むのがもっと早くなるだけで、柔らかいブラシでも細かい粒子状の砂は必ず残り、そして車を洗えば洗うほどブラシに細かい砂が蓄積されていく。これでガッシャ、ガッシャと回るブラシでひっかかれたら、塗装面もひとたまりもないという訳ですね。

中古車ショップの人は、年月がたつと塗装面だけを見れば、その車がしょっちゅうスタンドの洗車場に行っていたか、手洗いをしていたか分かるそうです。年月がたつと、スタンドの洗車場でついた引っかき傷が塗装面にハッキリと残るかららしい。一度見せてもらったことがありますが、たしかに素人目にも分かるほど非常に顕著な傷になっています。

話がそれてしまいましたが、特定のヘッドスパも育毛サロンも、同じようなことがいえるかもしれません。あなたの頭皮の健康については真剣に見ていないと考えてしまいます。

「一回で綺麗になり、気持ち良かったら、それは頭皮にとっても良いことなので、ぜひ続けましょう」

そんな甘言を言われて続けても、頭皮は傷んでいく一方なのです。

数カ月して

「おかしいなぁ、通院しても心なしか薄毛や脱毛が多くなってきたような……」

そう思ったら、実はなるべくして、頭皮が弱っていったのです。

皮脂は取り過ぎると逆効果

先にも述べたとおり、よく皮脂恐怖症になっている方をときどき見かけるのですが、一日に何度も洗髪するようなことは絶対やめましょう。皮脂は取れば取るほど皮脂腺がよけいに刺激を受けます。そのため身体は「皮脂が足りない、もっと出さないといけない」という信号を受けて、さらに皮脂が出るようになります。これが繰り返されるから、洗えば洗うほどそれに負けずに皮脂が分泌される。それにイライラする方もいらっしゃいます。しかし皮脂は、必要だから分泌されるのです。

とは言え、見かけが脂ぎるほど出る皮脂は、完全に食生活の乱れやストレスが原因です。身体に毒素がたまった状態といっても間違いないでしょう。

朝、顔を洗っても数時間するともうベトベト。暇を見つけては何度も何度も石鹸で顔を洗うが、後から後から皮脂が出てくるのでそれこそキリがありません。

そのうち指でさわったときに汚れがついたり、炎症を起こして吹き出物ができたり、広がったりするのです。こうした事態を避けるためには、洗顔はなるべく朝と夜だけにし、石鹸などはできるだけ使わず、多少のべとつきは我慢する。するとしばらくすれば皮脂は自然と適切な量に落ち着くでしょう。

洗髪は1日に1回が基本です。

よほど髪が汚れて洗わなければいけない場合には、お湯などで洗い流すだけで充分です。もちろん特別な事情で洗わざるをえない場合はシャンプーしても良いのですが、通常は夜の入浴時に1度の洗髪を基本とします。

ここでは洗髪する際に気を付けるべきことをあげてみましょう。

まず洗髪する前には充分なすすぎとブラッシングをお勧めします。

①まずブラッシングで髪どおりをよくする。

②髪をたっぷりとお湯で濡らしてすすぐことで汚れの7割程度は落ちます。時間をかけてすすいでみましょう。

③その後にはじめてシャンプーを使って前洗いをします。指の腹を使って五指で回しながら、頭皮を上に伸ばすような感じで洗います。ここは、あなたが「気持ちよい」と感じる力加減と洗い方を見つけてもらいたいのです。1度目はどうしても泡立ちにくいので、やや多目にシャンプーを使う必要があるかもしれません。洗髪そのものは指の腹を使って優しく洗うのですが、力を入れてゴシゴシと洗わないようにしましょう。洗い方によっても頭皮が傷みやすくなります。

当然ながら爪を立てて洗うことは絶対駄目です。頭皮は非常にデリケートなので、力を入れて洗うことで頭皮下の毛細血管が傷みやすくなります。あまり力をいれると細胞そのものが傷む原因にもなります。

どのような力加減が良いかというと、赤ちゃんの肌を触るような程度で充分なのです。「そんな弱くていいの?」と思われるかもしれませんが、シャンプーを使った洗髪では、それくらいの力加減がちょうど良いのです。

①そしてシャンプーを洗い流す。（汚れ具合をみて必要なら2回目のシャンプーをする）

②洗髪が終わったら最後のすすぎ。シャンプー剤が頭皮に残らないよう少し時間をかけてしっかり念入りにすすぎましょう。

③最後にタオルドライ。まずタオルを軽く頭髪に押し当てて乾かします。ごしごし強く拭かないようにするのです。充分に水気が切れたところでブラッシングをしましょう。ドライヤーの前にブラッシングをすることで、風通りがよくなり乾くのが早くなります。そしてドライヤーでしっかり髪と頭皮まで乾かすのがコツで、頭皮が濡れていると髪や毛根が弱りやすくなるのです。

④育毛剤を使いたい人はここで育毛剤を散布すると良いです。

▼育毛レーザーブラシ

少し前にネット等で賑わっていた「育毛レーザーブラシ」。何とも画期的でいかにも効果がありそうな感じです。

これは低出力のレーザーを頭皮に当てて刺激し発毛を促すという方法です。元々アメリカで開発されFDA（食品医薬品局）で初めて認可されたということで話題になりました。男性だけでなく、女性も使用可能でしかも副作用の心配もなくまさに画期的な育毛レーザーブラシと期待されました。

しかし残念なことにこのレーザーブラシの効果はほとんど見受けられないようです。効果があったとしてもわずかなレベルかと思えます。

いろいろなサイトでこの広告が紹介されてはいますが、このレーザーブラシが紹介した発毛被験者の写真は、同じ写真の流用ではないでしょうか。そう思えてなりません。

しかも値段が4万円～5万円と高価であります。

効果が不明なのにそれだけの値段をかけるのは実にもったいないと思えます。

ちなみに、レーザーという言葉自体も注意です。医療関係者でないと「レーザー」とは広告やネットで記載してはいけないことになっていますが、一般サイトで「レーザー発毛」なんて記載されていれば、それはもう薬事法違反です。

実際、この類いの育毛レーザーブラシは著者の所にもビジネスオファーがありました。1台なんと約4000円の仕入れで、約4万円での販売というお話です。なんと9割が粗利です。

利益追求の会社であれば喜んで飛び付くお話でしょうが、丁重にお断りさせていただきました。効果が薄いと思われるものをお客様に紹介はできないからです。この書籍が出版される頃にはネットでもレーザーブラシは宣伝してないかも知れませんね。

あくまでも私たちには効果が感じることができませんでした、とだけは付け加えておきたいと思います。

次は育毛剤の「ミノキシジル」についてです。

ミノキシジルは日本では大正製薬の「リアップ」が日本で唯一のミノキシジル成分の発毛剤として認可されていますが、まず濃度1％タイプは効果があるとは思えません。ミノキシジルは個人輸入により「ロゲイン」等の育毛剤が手軽にしかも比較的安価で購入できます。

これまたミノキシジルのロゲインという育毛剤はもう15年以上前に、日本でも話題となり、代行業者が一斉に売り始めました。その価格は3本で3万円以上の価格が基本でしたが、あの時代は効果があるミノキシジルということで、こぞって購入した人も多かったのではないでしょうか。

ただ、それで髪が生えていれば今はもう育毛の研究なんてないはずですし、巷に別の育毛商品が溢れることはないはずです。しかしそうではないですよね。

なぜか？　それは髪が生える人も最初だけ生えて、ミノキシジルを塗るのを止めれば次第に抜けていってしまっているからです。

シェイクスピアの名言にこうあります。

「今望んでいるものを手にして何の得があろうか？　それは夢。瞬間の出来事、泥のように消えてしまう束の間の喜びでしかない」

まさにこの状態に陥った方は多いのではないでしょうか？

ミノキシジルはまず化学化合物なので、自然界の成分では作れない化学合成で製造されています。ミノキシジルを頭皮に塗っている人に多く見られるのが、頭皮の表面の毛細血管がコブ状になっている状態です。

頭の中の脳内部の血管でなく、頭皮の表面の毛細血管なので、コブが万一破裂しても命に関わるということではありません。ですが、もともと血圧降下剤として製造されているので、低血圧の方には血圧が下がりクラッとめまいがする方もいますし、アルコールが多く使用されているので頭皮がかぶれたり、痒みがでたりしやすいのです。

海外旅行で購入できたとしても、アルコール成分が多いため機内に持ち込めず、日本に持って帰れないということが多いようです。

ミノキシジル成分のロゲインも最初はアップジョン社での商品で、その後、カークランド社等たくさんの種類がでました。今ではミノキシジル濃度15％や20％の高濃度という、危険というか、日本の薬事法では認可されていないようなミノキシジル製品もあります。また、「フィンペシア」というプロペシアのジェネリック商品には、つい最近まで発がん性のあるキノリンイエローというコーティングが使用されていました。

※最新版では使用されなくなったようですが、古い在庫を抱えている国外の問屋さんも多いようです。

これらの薬剤を使うのは自己責任になります。

ちなみにカークランド社のミノキシジルはリバウンドの脱毛が激しく、人によっては吐き気や頭痛も生じることが多いという報告も少なくありません。

多くの人が誤解する育毛シャンプー

現在のシャンプー市場は拡大する一方ですが、育毛シャンプーで髪が生えたという人に会ったことがありません。スカルプシャンプーという言葉が世の中で流行りだしてから、このシャンプーで髪が生えると錯覚していないでしょうか？

つい最近もスカルプシャンプーやノンシリコンシャンプーといった広告で賑わせていた某シャンプーメーカーが、巨額の脱税で摘発されました。それだけ市場競争は増加しています。どの広告もシャンプーで髪が生えるとは一言も言っていません。

「頭皮を洗える」

「男をあげる」

何となく髪が増えそうなイメージをフレーズにしているだけなのです。落ち着いて考えると言葉の裏の意味がみえてきます。

ほとんどの育毛シャンプーといわれる商品には有効成分の記載はありますが、医学的に効能が認められた成分は入っておらず、シャンプーで発毛ということは絶対にありえないのです。

人気タレントさんの髪量が増えたように事例で見せたりはしていますが、シャンプーで生えたと断言した場合は薬事法違反ですし、誇大広告となります。

実際はシャンプーで生えたのではなく、医薬品による治療を並行して施行されている可能性は高いと思えます。

ノンシリコンシャンプーというのも謎が多い。

「シリコン＝悪」という先入観があるからこそだと思いますが、果たしてどこまでご存じでしょうか？

▼育毛シャンプーとシリコン

シャンプー容器の裏面に成分表示があるので見てみましょう。

そこにラウレス硫酸、ラウリル硫酸等、～硫酸と表示された成分はあるでしょうか？

これらは高級アルコール系界面活性剤と呼称されているのですが、実際には石油原料で製造された強い洗浄力をもつ成分で、もちろん頭皮だけでなく、身体にもよくないと言われています。ラウレス、ラウリル系の成分は合成でできた化学成分です。しかもこれらの成分は安価なため、昔からシャンプーに使用されていますが、昔はまだ多少状況はマシだったようです。

なぜなら、昔は今ほど毎日洗髪しなかったからです。

数日おきに洗髪をする。すると髪が脂っぽくなってくる。そこで洗浄力が強く、泡立つ成分を配合することで髪を洗う。それで結果的に、髪を保っていたわけです。

今はどうでしょう？

朝、出かける前にも洗髪。夜にも洗髪。

しかも成分は石油合成系の洗浄力の強いシャンプー。これでは頭皮も髪も参ってしまう。

傷みも早くなるし、抜け毛も薄毛になる時期もどんどん早くなっていくでしょう。薄毛が低年齢化している理由のひとつが、紛れもなく、洗髪のし過ぎにあるのです。

入浴するときのことを考えてみてください。

肌を強いナイロンタワシで擦れば肌だって赤くなってボロボロになります。

頭皮はもっと敏感ですよね。

冬におこなう乾布摩擦があります。寒い時に外に出て、タオルで背中を擦って摩擦で熱くし肌を強くするのが目的だったと思われます。著者のひとりは、擦り過ぎて背中一面赤くなり、火傷状態になったという苦い経験があります。

洗髪をし過ぎることで、ある意味、頭皮もそのような状態が起きているのです。実際に乾布摩擦をし過ぎたのとそっくりの状態になるのです。

ところが厄介なことに、頭皮はすぐにはＳＯＳを出してはくれません。

ＳＯＳが出た頃には、もう頭皮ではさまざまなトラブルが起きているのです。髪も、段々と細くなりはじめている。そしてクセ毛が増え始め、短い髪が抜けてきます。症状はさまざまだが髪のトラブルには変わりありません。

この〜硫酸という成分は脱脂力が非常に強いため、頭皮や髪の皮脂を必要以上に取り去ってしまう性質があります。だから洗髪したあと、頭皮や髪の脂分が足りなくなる。

そこでシリコン（正確にはシリコーンと呼ばれます）の登場です。

髪や頭皮のバリア成分をもつシリコンを使うことで、髪の保護をしようとするわけですが、安価で強い洗浄力のある成分を配合するほどシリコンが大量に必要になってきます。お分かりのように、もちろん髪の健康にとっては自然な方法ではありません。

ノンシリコンをＰＲしているシャンプーもたくさんあります。ノンシリコンだからといって薄毛にならないということはない。

シャンプーの質にこだわりを持つ美容室さんは、ヘアカラーやパーマを希望するお客様にこう尋ねるそうです。

「〇〇社の〇〇シャンプーはお使いですか？」

「次のリストに記載したシャンプーをお使いのお客様は、最初にスタッフにお申し付けください」

なぜでしょうか？

これらのシャンプーは知名度が高いタレントを使いテレビCMで一時期ブームになった。しかしシャンプーにはシリコンがたっぷり含まれています。だから手触りが抜群によくなるのです。まるで髪にワックスがかかったようになるのですから当然です。

車を洗ったあとワックスをかけると、車のボディがすべすべになります。車のボディは鉄板やカーボンなどの人工物だからいいでしょう。しかし、これが頭皮だったら？

美容室からしたら、ワックスを塗りたくったような髪は、ヘアカラーやパーマ液も弾いてしまいます。

だから多くの美容室では、これらのシャンプーは厄介モノ扱いされているのです。

さらにもうひとつ問題があります。

髪だけがコーティングされるのではなく、洗髪と同時に頭皮もコーティングされてしまうことです。頭皮に膜が張ったようになるので、当然、皮膚の新陳代謝も悪くなるのです。

シリコンを悪者にするな！

シリコンには害はない！

とメーカーは反撃するのですが……。

「やっぱりシリコンは問題あり」だと思われます。

使えば確かに髪がツヤツヤになります。

感覚としては気持ちいいでしょう。でも、髪に必要以上のワックスをかけ、頭皮もコーティングされる状態です。

これでは通常あるべき自然な頭皮状態ではなくなってしまいます。シリコンを含みながら、堂々と「育毛シャンプー」をうたうシャンプーもたくさん存在します。

果たして育毛にプラスになるのでしょうか……？

まず、ならないでしょう。

美容師さんは異口同音に言います。

「この手のシャンプーは使いやすいけれども、長く使うと、もう髪がボロボロになります」

「頭皮が呼吸できないような感じにボロボロになっていますね」

現場でお客様の髪に接している美容師さんの意見です。

こんなシャンプーでも大手の開発メーカーは広告費をかけ宣伝し、なにも知らない一般のお客様に販売するわけですから、たちが悪いのです。

お客様は、

「大手メーカーのシャンプー」

「安い」

「あの女優さんが宣伝している」

こう言って、危険なシャンプーを喜んで求めます。

ある意味、恐ろしい話です。

育毛シャンプーでノンシリコンは当たり前、常識だと思うのです。髪は毛根も大切ですが髪の毛一本一本表面も非常に大切なのです。

カラーリングやブリーチをしている方が、完全なノンシリコンシャンプーを使うとガチガチでツヤの無い髪に仕上がってしまいます。シリコンという成分は有機化合物に分類され、熱や光に強く、化学反応しにくい性質があります。

シリコンを配合すると、いくら髪を洗髪しても、すすぎの時に髪と髪との摩擦を軽減することができます。だから髪が絡まって抜けるというリスクは少ないのです。

だが、もう一度、初心に帰って考えてみましょう。白髪、ツヤを失った髪、ゴワゴワした髪、枝毛。不健康になってしまった髪を、ツヤがあり、綺麗で若々しい髪にするために、本当はどうしたら良いのかを。

ツヤのある綺麗な髪はキューティクルに守られています。キューティクルはウロコ状になっており、摩擦や紫外線から髪の毛の芯を保護しています。このキューティクルが剥がれると、髪に艶が無くなり、髪の毛の芯がダメージを受け、ひどくなると切れてしまうのです。

シリコンは、剥がれたキューティクルの代わりに、シリコン成分でさらさらのツヤを演出します。しかし、このシリコンは日々しっかり洗浄力の強い成分で落とさないとどんどん蓄積され、かえって髪がガサガサになってしまうのです。

そもそもシリコンが必要になるのなら、そんな強い洗浄成分を使わなければいいのではないでしょうか。

「高い洗浄成分は高価になるから使えない」って？

価格を抑え広告費を捻出するために、髪の健康を犠牲にしているのなら本末転倒です。

本来であれば、シリコンのような人工的な成分に依存するシャンプーは不要です。髪や頭皮の健康自体を取り戻すシャンプーのほうが、育毛に良いのは明白です。

ノンシリコンシャンプーと表示されていればノンシリコンでしょう。しかしシャンプーは確かにノンシリコンでも、トリートメントはシリコンたっぷりというシャンプーとリンスのペアもたくさんあります。

石鹸系のシャンプーもありますが、こちらはもっと性質が悪い場合が多く、洗髪したあと髪がゴワゴワになり過ぎるのです。石鹸系は安全性が高いというイメージがありますが、実はシリコンよりも性質が悪く、石鹸カスが毛穴に詰まりやすくなるという研究結果も実際にあります。

シャンプーも使い分けることができるのなら、それに越したことはないのですが、なかなかそうはいきません。人間の肌は4・5〜6のpH（ペーハー値）で弱酸性です。pHが高いと乾燥肌になる。だから本来はpH4・5〜6以内のpH値のシャンプーを使うのが理想ではありますが、そうなると洗浄力が伴わなくなるというジレンマがあります。

何でもそうですが、バランスが重要になってきます。成分と成分は相性というものがあります。育毛にも良いとされる成分だけで育毛商品をつくったとしても、それが本当に良い商品に仕上がるかどうかは別問題となります。

また、「無添加」という表示をよく見かけますが、しかし何が添加物として表示すべきかは、薬事法には定めがないのです。

だから製造各社が独自の自社規格だけで「無添加」と主張しているケースも多々見られます。「○○が無添加」と具体的に表示している会社はまだ優良企業だと思います。しかし中には「無添加」としか記載がない製品もあります。

ドラッグストアに行くと、「薬用シャンプー」がたくさん販売されていますが、「薬用＝育毛」というイメージ戦略の印象を受けますね。

「フケ、かゆみを抑え健やかな頭皮へ」

薬用シャンプーで言えるのはここまでです。まだ育毛の範疇ではないのです。

それでは防腐剤や香料はどうなのでしょうか？

香料については天然成分から抽出していれば、マイナスになることはまずありません。良い香りは精神的にもプラスに働きますから、天然ならば添加物としてはプラスの効果になるかと思います。

しかし防腐剤については全く必要ないものです。

防腐剤はその名のとおり、菌の繁殖を抑えることで製品の劣化を防ぐ成分です。しかし雑菌を殺し繁殖させない効果は、何も悪い雑菌だけでなく、全ての「生きた菌」に対してでありす。つまり頭皮にプラスになるとは考えられないのです。

実際、肌が敏感な方の中には、パラベンなどの防腐剤でアレルギー反応を起こす人もいます。防腐剤で薄毛になるとは断言できませんが、人体にはプラスになることはほぼ無いでしょう。

ところがそんな悪い成分がはいっていたとしても、ＣＭで影響力がある人が「良い」と言えばよく見えるし、売れるのです。
売れるシャンプーと、本当に髪に良い育毛シャンプーは根本的に異なるもの、ということは理解してください。
付け加えて参考までに、
ラウレス硫酸ナトリウム
ラウリル硫酸ナトリウム
ラウリル硫酸アンモニウム
ポリオキシエチレンラウリルエーテル硫酸塩
スルホン酸ナトリウム
これらの成分は、育毛に携わる人たちは絶対に使いません。食器洗剤や洗濯洗剤、ボディーソープで、毎日髪や頭皮を洗っているようなものだからです。
これらはＡＥＳ系と言われる成分にあたります。このＡＥＳ系の成分が頭皮に付着すると、頭皮のタンパク質を煮た状態にし、毛穴が潰れてしまいます。これらの成分は薄毛を加速化させる原因にもなり得ますので、要注意です。このＡＥＳ系の合成界面活性剤は他にもたくさんあります。やはり信頼できる美容室やショップでのシャンプー選びは重要です。

第4章

あなたの選択は自由だ

ある発毛診断士の会話

Ⓐ「髪が細くなるのは薄毛サインの兆候ですよね？」

Ⓑ「日本人の髪の太さは男性の場合、20歳のピークを過ぎると徐々に細くなっていくと言われています。髪の毛の太さが3割減ると、外見的な髪の量は若いときに比べて半分位に見えてしまいます」

Ⓐ「ではそれが徐々に進んで、太さがピーク時の半分になると、もっと外見的な髪の量は薄毛になっているように見えます。そうなると頭皮が透けて見えるレベルになってしまいますね？」

Ⓑ「髪の毛は1つの毛穴から2〜3本の髪が生えていて、毛穴自体の大きさも大きいから、髪が細くなると毛穴から抜けやすくなる理屈は納得できるよね？　問題は生えてきたばかりの新生毛や細い毛が太く長くなる前に抜けてしまうということなんだよ」

Ⓐ「では、どう対処すればよいですか？」

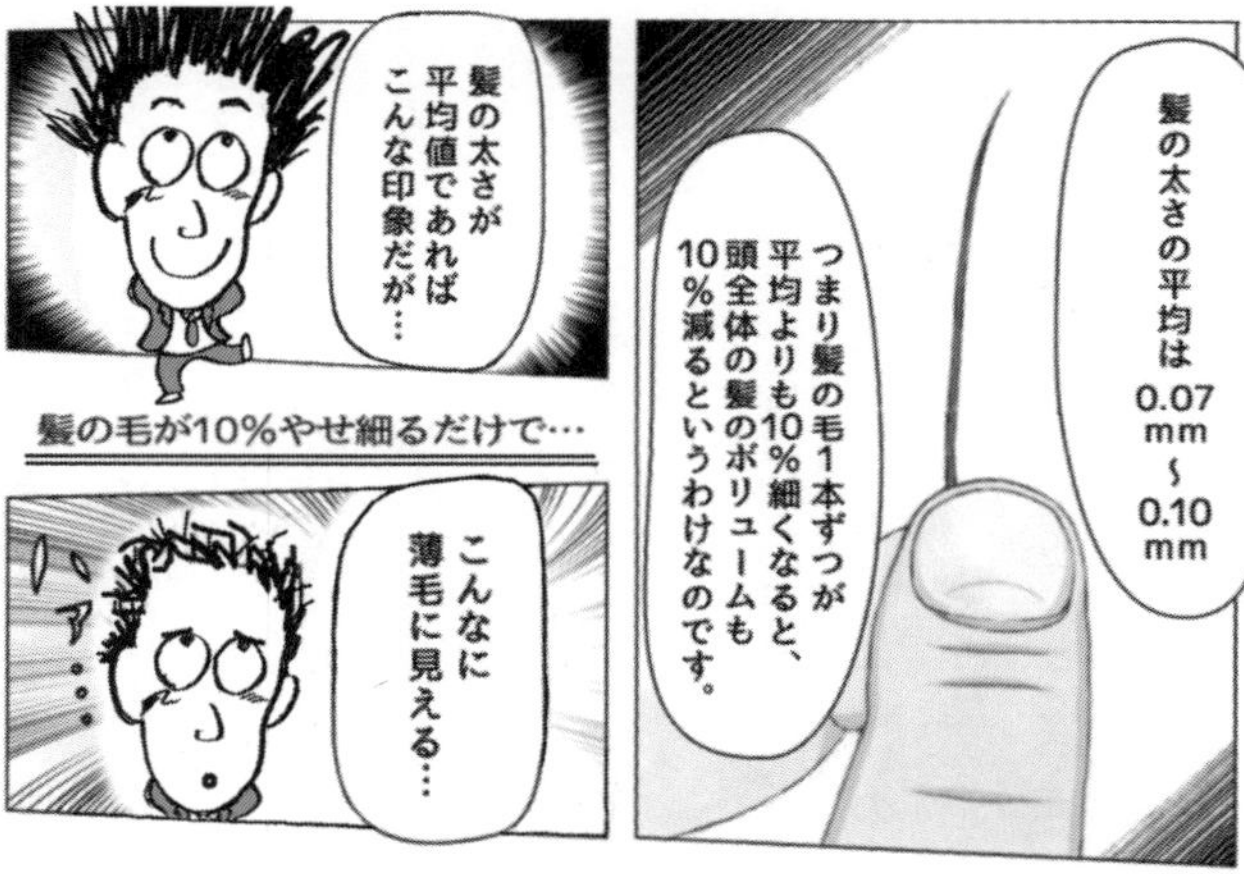
髪の太さの平均は0.07mm～0.10mm
つまり髪の毛1本ずつが平均よりも10％細くなると、頭全体の髪のボリュームも10％減るというわけなのです。

髪の太さが平均値であればこんな印象だが…

髪の毛が10％やせ細るだけで…

こんなに薄毛に見える…

ハア…

髪の毛が10％やせ細るだけで薄毛に見える

髪を10倍にする鍵がこれだ！

男性型脱毛症（AGA）になれば誰もが薄毛が進むと考えてしまいますが、実際には少し話が違います。見た感じは頭皮が透けて見え、誰から見ても「薄い」と思われますが、ルーペ等でよく見ると毛穴から確かに髪は生えています。まだ産毛だが、確かに髪が生えているのは確認できるのです。

薄毛がかなり進行し頭皮が透けて見える方でも、実は髪の総数は薄毛になる前とほとんど変わりません。

髪はヘアサイクルの基本的な内容の項でお話し

したように、「成長期」→「退行期」→「休止期」という成長サイクルを続けています。

正常なサイクルの場合は、抜けても生え替わった毛が太い毛に成長してくれる。その成長期は通常4年〜5年ですが、AGAの方の場合は成長期がぐんと短くなり数カ月ということもあります。

要は、充分に毛が成長できないまますぐに退行期へと突入してしまうので、細く、色もほとんどない産毛から成長できない状態で抜ける、というヘアサイクルが繰り返されてしまうのです。

その結果、髪量は少なくなり地肌が見えてきます。髪は生えているのに　見た目で確認できなくなる。

女性の薄毛の場合は、男性と同じ毛髪サイクルの仕組みで、成長できないままの髪なのですが、生え際の部分は脱毛しにくいのが特長です。

M字の部分も同じで、鏡で見ると産毛はビッシリ生えているケースが多い。

これを太く黒々とすることはできないでしょうか？

不可能を可能にしたエルゴチオネイン

ここで「エルゴチオネイン」の話をしましょう。

この成分は1909年にM.C.Tanretによって麦角から発見されたアミノ酸の一種で、その名前は麦角のergotから由来します。

エルゴチオネインは植物の中だけではなく、動物の血液の中にも存在し生命維持に重要な役割があることが分かっています。

活性酸素に対する抗酸化作用が非常に強く、老化を抑制する効果もあり、細胞活性化にも優れています。アメリカのパブメゾットと呼ばれる論文にも発表されていますが、エルゴチオネインを加えた実験で、活性酸素による神経細胞の死亡が減少した結果があります。

また細胞にエルゴチオネインを加えてUVを当てて炎症物質を測定したところ、増加が少なかったことから、UVに対する抗炎症作用があり、また老化防止にも役立つ可能性が高いとも発表されています。

私たちは最初、このエルゴチオネインの説明を受けた時は全く理解ができませんでした。どう毛髪に影響するのか未知の成分のために、研究員に詳しく説明を受けました。

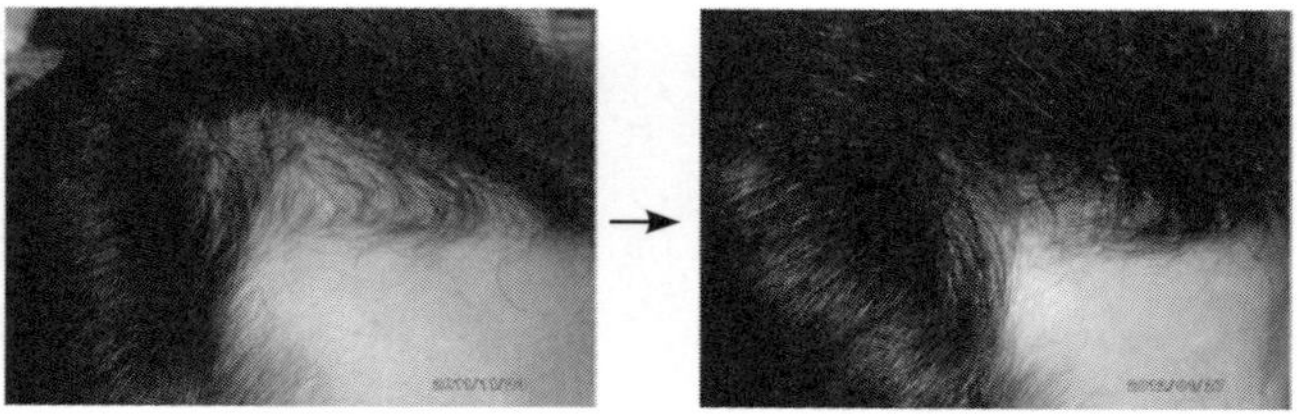

エルゴチオネインの効果

難しい内容ですが、できるだけ分かりやすく説明します。

人間の細胞の中には必ずミトコンドリアといわれる細胞が存在します。生命活動には深く関わる細胞なのですが、何かしらのストレスを受けるとミトコンドリアは活性酸素を生み出します。

そのままだとミトコンドリアは死滅してしまい細胞自体もなくなってしまいます。

エルゴチオネインはビタミンEの700倍といわれる坑酸化作用の働きにより、ミトコンドリアを活性酸素から守って細胞自体を活性化させるという成分です。このエルゴチオネインは「脱毛酵素を抑制する働き」と髪を太くする「肥毛効果」が備わっています。

髪の毛の内部組織構造はジスルフィド結合と呼ば

れ、アミノ酸同士が結合した構造を持っていますが、エルゴチオネインの分子群はジスルフィド結合の間に入ることができる特殊な成分なのです。それにより髪の毛が太くなるのです。

なぜこのように難しい説明をするかと言いますと、育毛の開発研究は未知の分野が多すぎて、どこまで信じていいか分からないためなのです。具体的な改善例もあるので、専門的な説明をすることで、化学合成や副作用の心配を少しでも取り除くべきだと思うからです。できれば自然界の天然成分で育毛させたい気持ちは誰でも同じでしょう。

「テトリス」というテレビゲームがあります。色々な形のブロックが落ちてきてそれを組み合わせ、1列揃うとブロックが無くなり得点が加算されるゲームです。髪を増やしたい方は、テトリスのようにブロックがどんどん無くなる状態にはしたくないはずです。

このエルゴチオネインにより、ブロックが消されることなく、どんどん積み重ねられていくと想像してもらえれば分かりやすいかと思います。

ただしひとつ問題があります。エルゴチオネインは非常に高価なため、一般の育毛剤に配合するのは現実的でないことです。このためエルゴチオネインを含む植物を代用として探し、研究開発に携わったのが株式会社コスモh・s研究所の橋本優研究員。植物エキスからエルゴチオネインを含むシイタケエキスを抽出し、育毛の研究をしています。

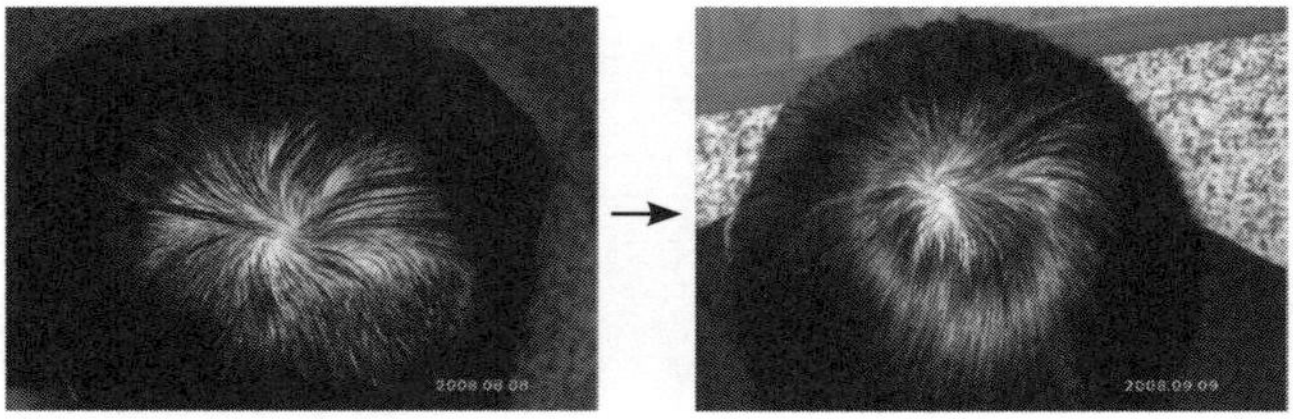

55 歳女性（使用期間 1 カ月）

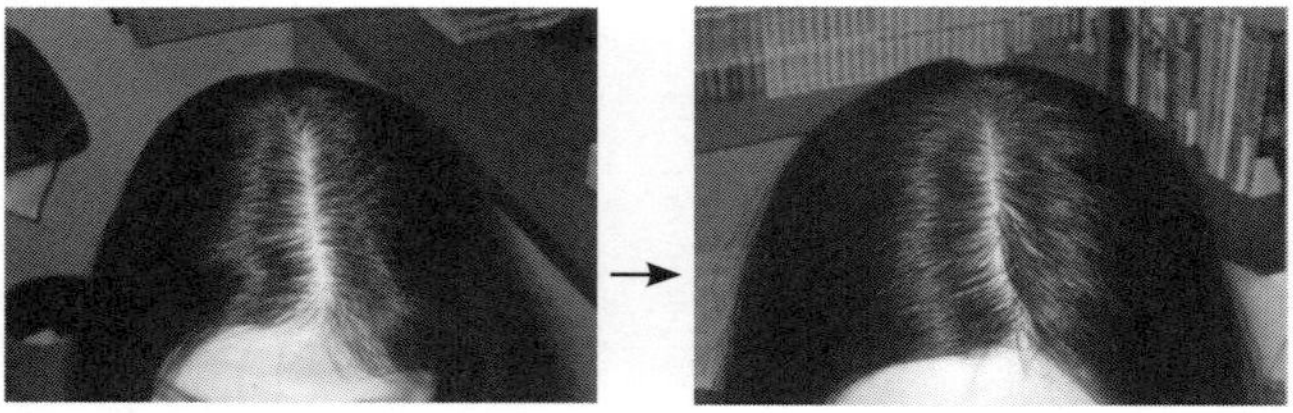
20 歳女性（使用期間 3 カ月）

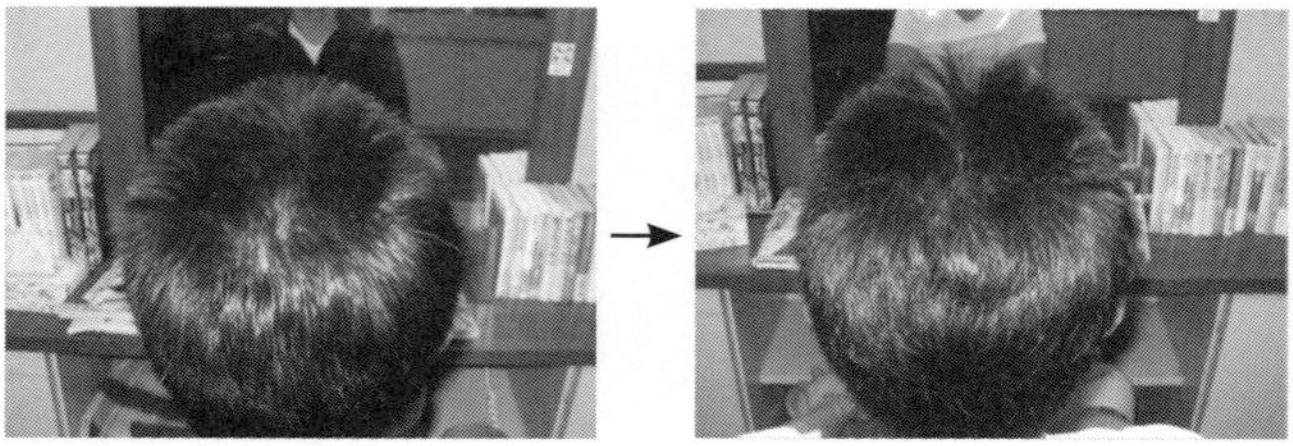
30 代男性（使用期間 2 カ月）

エルゴチオネインの効果

ミノキシジルは化学合成された成分ですが、エルゴチオネインは麦やキノコ類のみから抽出できます。実は人間の体にもエルゴチオネインが入っており、キノコやシイタケを毎日食べたりするわけでもないのに、どういうわけかエルゴチオネインが人間の体に保存されているようです。

なぜ人間の体にエルゴチオネインは必要なのか？　このメカニズムは、これからの研究で明らかになることでしょう。

エルゴチオネインを含む植物エキスで育毛剤を製造したらどうなるのか？　実際に右ページ写真のような結果が出ています。

ご覧ください。

短期間で驚くほどの肥毛効果により薄毛が改善されています。

使うほど髪の体積が増え、地肌も見えにくくなるし、髪の量も増えたようにみえます。髪の毛1本につき約3％の肥毛効果があると、実験により公的機関で確認されています。

橋本研究員はエルゴチオネインを含む植物エキスの肥毛効果についての特許論文を発表しました。

ミトコンドリアの活性作用で長期的にも発毛作用があるのがエルゴチオネインというわけで

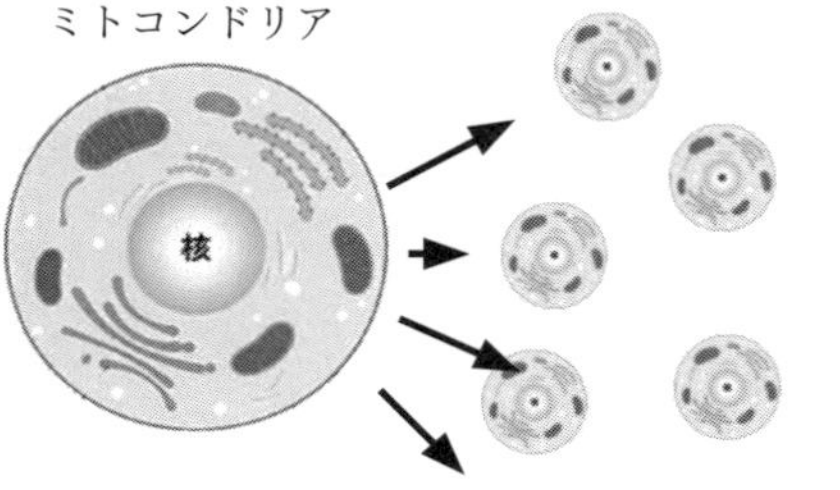

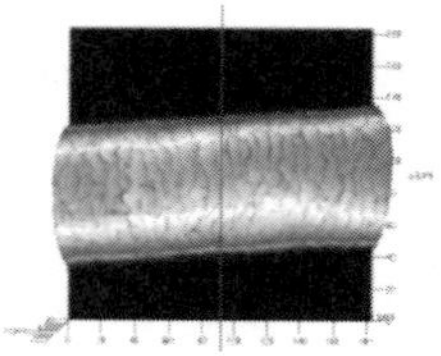

倍率500倍の顕微鏡での毛髪画像

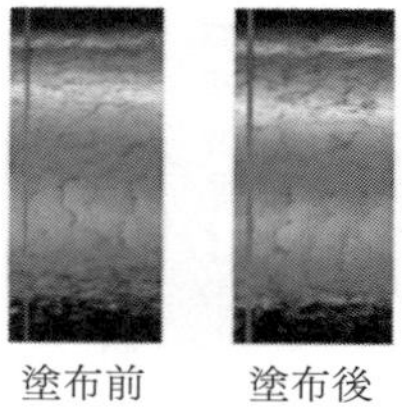

ミトコンドリアの活性作用で発毛作用があるエルゴチオネイン

す。

　このように髪の体積が増えるわけですが、髪が細いだけで薄毛に見える人は少なくない。髪1万本の髪の太さが1本につき3％アップすれば、10倍程度、髪の量が多く見えるのです。

　薄毛をごまかすためにあの薄い部分にふりかける、微粒の黒いパウダーを使っている人は雨が急に降って傘がないときの不安が無くなるのです。

「雨で額から黒い雫が……」

　という失態は無くなりますよね。

　先にもご説明したようにAGAの影響で今にも毛穴から抜け落ちてしまいそうな細い毛髪も、研究所いわく「リプレ効果」と呼ぶ毛髪の体積アップ効果により、毛髪1本1本が太くなります。今までのように毛穴が大きくすぐに抜け落ちそうな

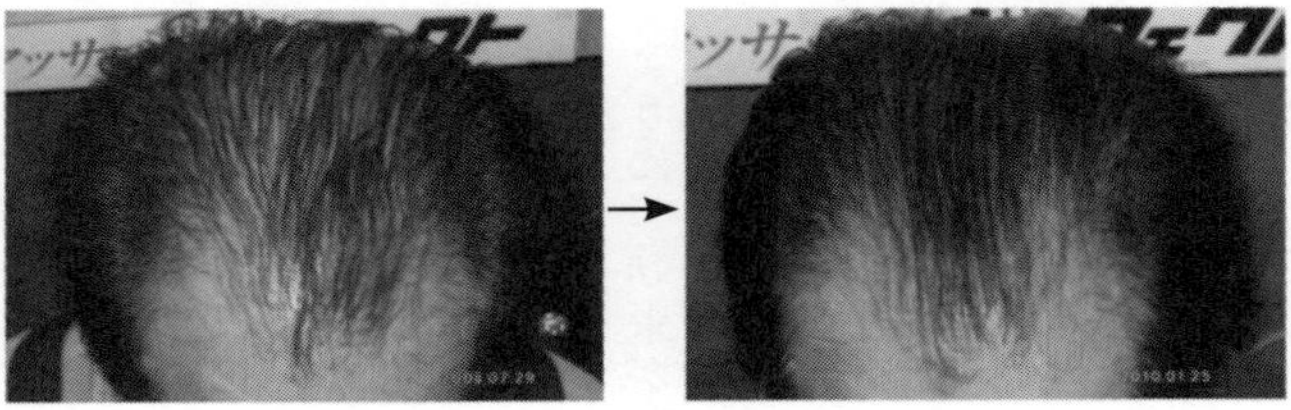

エルゴチオネインの効果

状態が、髪が太くなることでガードされます。この効果は速効性があり、早い人では2週間ほどで実感できた方もいらっしゃいます。

また育毛剤の定義の1つ、5α－リダクターゼの抑制効果も確認されており、薄毛の進行が抑制されることも期待できる成分なのです。

今までの育毛剤は、どれも各社1つの効果だけを追い求めていました。そのため、消費者が効果を感じられないと次のメーカーの育毛剤へ、さらに次の違う育毛剤へと「育毛剤を次から次へと探し求める放浪者」となり、何を使用していいか分からなくなるという事態になっていました。

エルゴチオネインによる植物エキスの研究者でもあるh・s研究所の橋本研究員はこう言います。

「育毛剤、発毛剤ですぐに結果は分からない。どんなに優れたモノでも効果をすぐに感じるのは無理。効果がすぐに感じられないからといって、次から次に商品を替えていけば余計に育毛効果は得られないでしょう。同じ成分でゆっくりと働きかけようとしているところに、早々に打ち切って、次の成分を投入しようとしても、いずれも効果が出る前にやめてしまうのですから無駄になってしまうのです」

例えばジョギングのように、最初は距離を走れないけれど、毎日続けていくうちに体力もつき、日に日に距離がのびてジョギングそのものも楽しくなり付加価値でダイエット効果にもなる……。

それと同じように、効果が実感できなければ楽しく続けることはできないと思います。早い人であれば、2週間程度で効果を感じられます。どんな育毛法よりも我慢する楽しみはあるのではないでしょうか？

ミノキシジルはもともと細胞内部のカリウムチャンネルを開放する作用のある血圧降下薬で、偶然にその副作用として髪が生えることが分かりました。その結果、育毛外用薬に応用されたものです。

しかしエルゴチオネインは天然成分であり、化学合成はできないためコストが非常に高い。この成分を主成分として育毛剤を製造したいというメーカーが出てこないのは、コストが大きいというのが理由なのです。

髪は、無くなってから生やすのは凄く大変です。歯のインプラントも、早くしないと歯の土台となる部分が退化してしまいます。そうなるとインプラントもできない。毛根や毛穴も同じで、何もしないと退化していきます。

スキンヘッドにした方は実感しているかもしれませんが、スキンヘッドにすると毛穴が閉じてしまいます。なぜなら髪を剃るからで、その毛穴が何万も一斉に閉じてしまうのだから、頭皮は突っ張ってしまうのです。毛穴が閉じることは、それくらいに大きな影響があるのです。

安易な考えでスキンヘッドにはしないほうがいいと思います。

薄毛思考は今すぐやめよう

ある方の悩みです。

「ここの製品、あそこの製品と色々と使ってはいますが、ちっとも生えないいんだけど……」

こうしたご相談は、少なくありません。

他社さんの製品について相談されても困るので、分かる範囲ではお答えしますが、基本的にはデータも無いとしかお答えのしようがありません。

どうしてこうした質問が寄せられるのか？

これには育毛商品の広告や宣伝の仕方に問題があるからです。

薄毛を感じ始めると、ネットなどでさまざまな広告が目に入ります。

最初は髪が生えた自分を頭の中で想像し、広告の謳い文句を素直に信じる。

そしてさまざまな育毛商品を試してみるが効果が現れないのです。

「今度こそ」「今回はきっと」と自分に暗示をかけて、色々な商品を試すが全くダメ。

そうなると片端から商品を買って試し始めるのです。

ここまでになると暗闇の中です。

エンドレスで行きつくところが見えない状態です。

最初はアファメーション（肯定的な自分）で、毎日、育毛剤を頭皮に塗る度に心のなかで「生える」「生える」と繰り返し宣言します。しかし月日が経つにつれ、効果が出ないと、最初のアファメーションも徐々に崩れ、そして全てを否定的に捉えがちになってしまうという悪循環に陥ります。

育毛剤の場合、品質もピンキリで、いろんなものがあります。明らかに利益重視のローションで、とても育毛剤と呼べないものから、まずまずの育毛剤まであります。ですから一概に使ったものが原因だとは言えませんが、良質の育毛剤でまずまずの発毛をしている方たちは、このアファメーションをしっかり保ちながら、他にすべきことをして、黙々と育毛法を実践してきた方が多いのです。

しかし……。

薄毛というコンプレックスはさまざまな影響も与えます。薄毛の悩みが原因で、ストレスにより体調不良になる人もいらっしゃる。

「カツラを被れば良いじゃないか」と思う方もいるでしょうが、常に帽子を被っている感じに耐えられますか？　あのなにかが頭に乗っかっている感じ、そして不安。また一日中、猛暑の中でも長時間装着していたら、頭皮だって辛いです。猛暑の中、着ぐるみを来て歩き回るようなものですから。

しかもカツラを被った本人は、「バレてるのではないか」という不安に加え、カツラを付けているという劣等感をもつようになります。「周囲からの視線」という新たな悩みが出現するのです。

私たちは発毛診断士ですからカツラを被っているかどうかは一瞬で分かります。まずもみ上げ部を見る。カツラを装着した場合、こめかみの手前が薄いにもかかわらず髪のボリュームが不自然に多いので、すぐ分かるのです。

ですから、できるならカツラはお勧めしたくありません。頭皮も傷み、自毛が生えにくくなってくるからです。

コンプレックスをもつと、他人が何気なく発言したことでも過剰反応してしまいます。あらゆることが、周囲の人が自分に対して笑っていると感じるようになってしまうのです。

そんな生活スタイルが辛いのは重々分かります。

著者の一人も、過去にこんなことがありました。

仕事場の仲間と居酒屋に行った時の出来事です。刺身の脇に添えられたワカメをわざわざ「食べた方が良いよ」と私のお皿に載せる。クスクス笑いながらワカメを置かれた時の何とも言えない恥ずかしさ。周囲からそう見られていた、と初めて気がついたときの恥ずかしさ。馬鹿にされた気持ち。悩んでいるほうは真剣なのに、周囲は軽蔑する対象にする。ゆえにコンプレックスと過剰反応が助長される。この悪循環……。

「ワカメ＝髪に良い」とでも言いたいのでしょう。まったく大の大人が子供のようなことを言って他人を笑いものにするとは。人間関係を考え直した方がいいと思います。

そんな毎日が続くと、薄毛のせいで物事が上手くいかないと常に思い込むようになるのです。

「薄毛じゃなかったら人生楽しいだろう」

「こんなだから女性にモテない」

もちろんそんなこと、思っていても先に進みません。

薄毛相談者の中にはこんな方も……。

「来月は結婚式。カツラがバレたら困っちゃう。なんとか来月まで髪を生やしたい」

いきなり来月までとはどう考えても無理です。髪がある程度成長するまでに、スタートしてから3カ月程度はかかります。

「申し訳ございませんが、少なくとも3カ月から半年は期間をみてください」

とお伝えしました。ですが「このままではいけない」という危機感は持っていたほうが、薄毛改善には非常に有効だと思います。

以前、私たちの発毛法を実践している方に向けて、お互いのモチベーションをあげるための懇親会を開こうと企画したことがあります。地域限定、日時を決めて何百人かに一斉にメールで呼びかけました。

ところが、当日来てくださった方は、たったの2人でした。問い合わせのメールなどでは順調であることをご報告くださる方が無数にいらっしゃるにもかかわらず……。

著者らを入れて4人で会食し、情報を共有しあい、日ごろの悩みに対してアドバイスしたのですが、薄毛というテーマはそれほど仲間をつくりにくく、孤立しているのだと痛感しました。インターネットの普及で情報は得られますし、プライベートなテーマであるため秘密にしておきたいと大半の人は考えるのでしょう。だから、実際に会うケースはほとんどないのです。

ただこうも考えてみてください。孤立していれば誰とも会うことはありません。すると自己流でしていることが間違っていても、気がつきません。メールだけのやり取りだと100%の意思疎通はできませんし、電話でも限界があります。実際に会って話をし、何度も確認しあって意思疎通ができる。また発見があるのも事実です。

ですので、情報交換の場にはどんどん参加していただきたいと思っています。

なおこの参加されたお二人とは今でもFacebookやメール等で連絡を取り合っており、趣味を楽しまれている様子です。

世の中が敵ではない、DHTが敵なのだ！

さて、脱毛因子に話を戻します。毛根は男性ホルモン、テストステロンが5α‐リダクターゼと結びついて、より強力な悪性男性ホルモンであるジヒドロテストステロン（DHT）に変換されるのです。

DHTは直接細胞に働きかけるのではなく、毛乳頭にある受容体（レセプター）にくっつき、脱毛因子をどんどん増やします。そして……、

「髪の毛を作るな」

と指令を出し続けるのです。やりきれない思いになりますね。

一度この脱毛スイッチがONされてしまうと、脱毛が始まり、〝薄毛へまっしぐら〟なのです。

「なんで俺がDHTに狙われてしまうのか！　クソーッ！」

確かにそんな悔しい思いはあるでしょう。

このDHTの攻撃を阻止することは、医薬品で可能になってきました。プロペシア等のフィ

ナステリドが代表的ですが、フィナステリドは脱毛の抑制が目的でＤＨＴの抑制が主な効果となっているため、直接的な発毛には結びつきません。

また副作用は少ないとされていながらも、胃部の不快感や性欲減退等の副作用があります。またフィナステリドは、女性が服用するのはやめたほうがいいでしょう。ホルモンバランスが崩れたり、妊娠時の胎児の生殖器成長に異常をきたす恐れがあるためです。割れた錠剤でさえ触れると皮膚から吸収されるほどです。

このようなリスクがあるにもかかわらず、昨今ではインターネットで何も知らない素人が「医薬品で薄毛を治せる」と無責任な発信をしているのが目立ちます。その目的はアフィリエイトでの小遣い稼ぎでしょう。国外から輸入できる医薬品を、気軽にアフィリエイトできる仕組みにも問題ありですが、人的被害が広がらない前に、しっかりとした法整備を行うべきです。まずは、そんな無責任なアフィリエイトに引っかからないように気をつけてください。

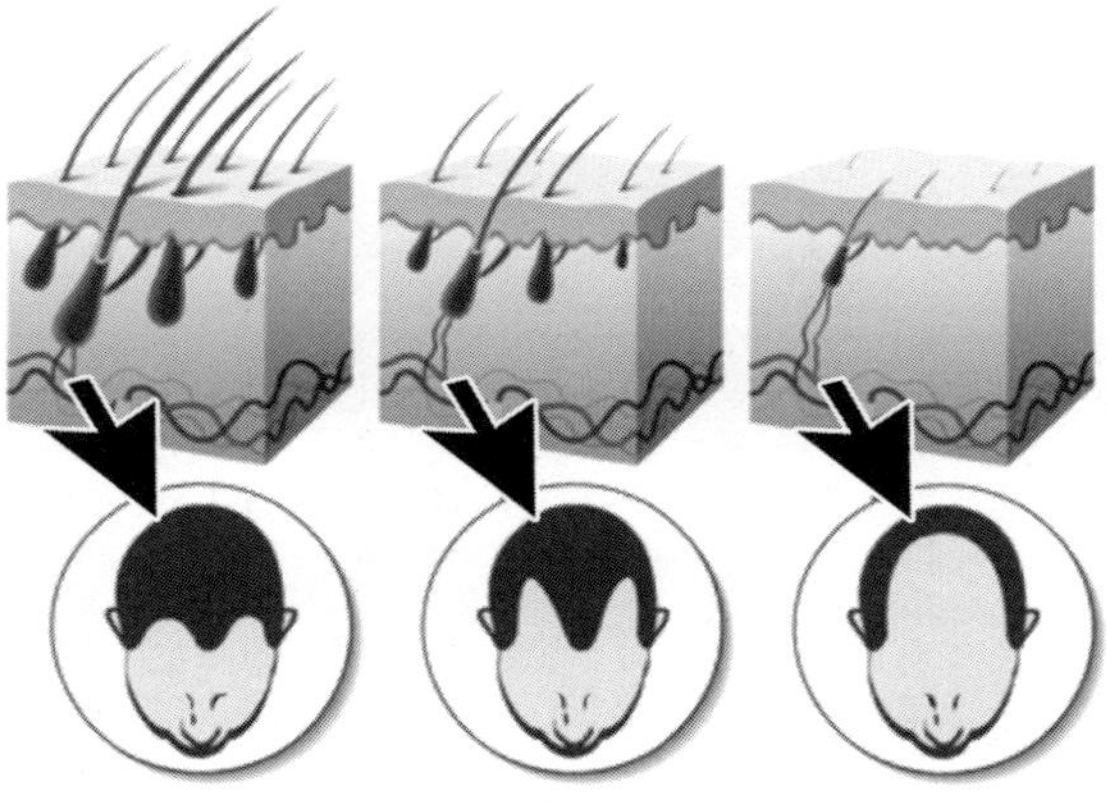

一般的な男性の場合、前頭部や頭頂部分から毛髪が少なくなる

薄毛になりやすい人はまず髪質からやられる

男性の薄毛や脱毛の場合は、一般的に前頭部や頭頂部分から毛髪が少なくなります。女性の場合は少しずつまばらに髪の毛の量、密度が減るので、抜け毛の進行度合いがなかなか分かりません。しかし気付いたときには、つむじ部分が薄くなったりして、慌てて問い合わせるというケースが多いのです。

脱毛症でよくあるパターンは、髪が薄くなる前に髪質がパサついたような、少し縮れ毛のようになるケースです。少しパーマがかかったようなものので、そういった場合は注意が必要です。どちらかというと髪が剛毛だったのに、なぜか急に縮れ毛になってしまう場合は、まもなく薄毛になるというパターンが非常に多いです。

髪の生成のためには、まず毛乳頭が必要な栄養素を取り入れたり、生成する信号を送ったりする必要があります。毛乳頭は毛細血管から栄養素を受け取っています。だから何らかの原因で血行不良になると髪の育成には大きなダメージを受けるのです。

薄毛のスタートは、昔は中年以降の場合がほとんどであったと思います。しかし最近では生活スタイルが一変したためか、男女に関わらず劇的に低年齢化しています。

年齢に関わらず、抜け毛の量が増えだしたり、地肌が目立ってきたり、髪のコシが弱くなるなどの兆候が現れ始めたら注意が必要です。


朝、枕に落ちている抜け毛の本数が分かりやすい目安でしょう。健康な髪の場合、朝、それほど抜け毛は落ちていない。抜けたとしてもある程度長い髪が1~2本程度です。しかし脱毛症である場合、短い髪が何本も落ちています。すでに述べたとおり、発毛サイクルが短いため、伸びきれずに寿命を迎えてしまう髪の毛です。

薄毛になると髪質も変化します。弱々しい髪質になってきた場合、毛根のほとんどは先端が尖っています。抜け毛の量も多く、髪の長さも短い。女性の場合でも髪の成長は30代くらいがピークですので、そのあとは年齢とともに少しずつ髪の老化は始まります。

「おや？　何だか最近、髪の毛のボリュームもない感じだし、髪の毛が細いな？」

そう感じ始める方は、男女かかわらず、年齢とともに多くなります。髪がフワッとせず、ペシャンとする。更年期に髪質が急に変わり、抜け毛が増えたり白髪が増えたりするのは更年期障害の影響を受けていることもあります。髪はホルモンバランスの影響をまともに受けやすいからです。

女性ホルモンの1つであるエストロゲンが減ると、途端に髪の成長が遅くなります。そして髪自体も痩せた髪になります。女性の場合は特にホルモンの乱れが薄毛の大きな原因のひとつ。だからホルモンバランスを整えることが重要となるのです。

ホルモンバランスはそもそも女性が一番気を使っていると思います。

「分かりきったことばかり言わないで！」

と言われそうですが、実際のところ、仕事のストレス、生活のストレス、遅い就寝時間、不規則な食事や、ダイエット目的の食事制限など、実は現代社会はホルモンバランスが崩れやすい環境にあるといっても間違いないのです。

ホルモンバランスが崩れることで、内臓は弱り、抵抗力も弱まる。本来機能していた細胞の生まれ変わりも途端に遅くなる。身体全体の機能に支障が出てくるのです。そこで身体は生命に関わる器官に全力を注ぐので、髪などの末端は後回しになるのです。

だからホルモンバランスを矯正してあげることが、特に女性の場合には有効な薄毛改善方法と言えます。

これにはプラセンタ（胎盤）が効果的です。

プラセンタには細胞分裂を適切にコントロールする成分が含まれていることが研究で分かっています。これは成分因子（グロスファクター）または細胞増殖因子と呼ばれています。

毛乳頭内の毛母細胞で、細胞増殖因子が分裂することで新しい髪の毛が生まれます。何らかの原因でこの分裂が止まってしまうことがありますが、そこへグロスファクターの成長因子を入れることで細胞分裂を促進し、毛髪の再生や育毛促進をはかる、というわけです。

髪の毛全体のおよそ9割が成長期の毛髪が占めているので、この成長期の髪が多いほど、そして成長している期間が長いほど髪の毛がフサフサな状態で保たれますし、丈夫な髪が育ちます。

グロスファクターの分泌が多いほど成長期を長く保つことができます。またグロスファクターは、本来、体内で生産される成分なので副作用がまるでない。薄毛に悩む人には夢のような成分なのです。
プラセンタには主にこれだけの成長因子が含まれています。
EGF（上皮細胞増殖因子）
FGF（繊維芽細胞増殖因子）
NGF（神経細胞増殖因子）
IGF（インシュリン様成長因子）
HGF（肝細胞増殖因子）
TGF（形質転換成長因子）
自然界の中で唯一この成長因子をこんなにも含有しているのはプラセンタだけだと言われています。
プラセンタだから得ることができる効果はたくさんあります。
著者がこのプラセンタを育毛に適していると知ることができたのは、もう5年以上も前のことで、ある個人代理店からの紹介があったのがきっかけでした。
ただそのきっかけを与えてくれた女性はもうこの世にはいない。
数年前に不治の病で亡くなられたのです。

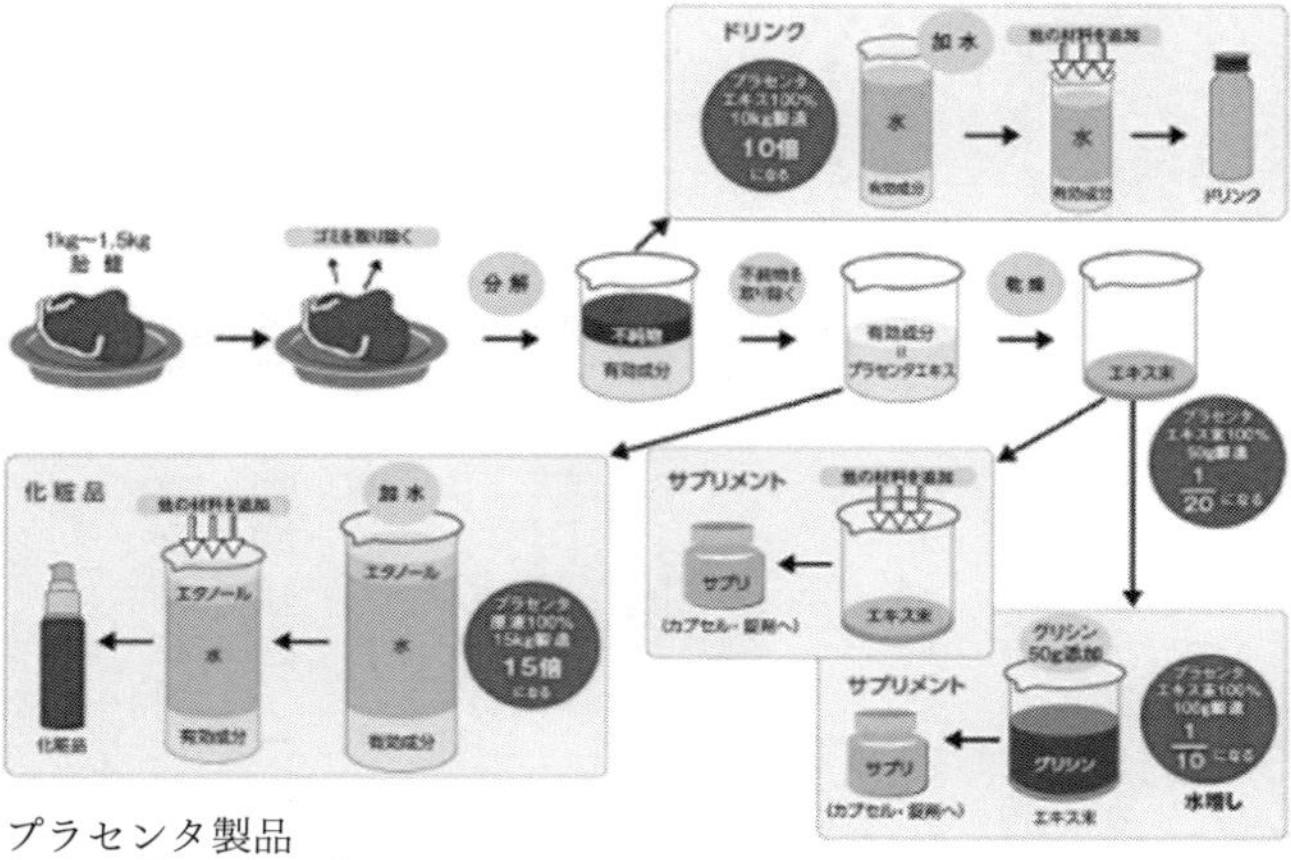

プラセンタ製品
加工の流れ（一例）

自身の最後の仕事として、このプラセンタと育毛の関係を教えてくれた方でした。

さて、プラセンタが育毛によいと言っても高濃度、高純度、安全でないと意味がありません。

プラセンタといっても非常に多彩な商品が販売されていて、正直、どこをみて購入する判断をしたら良いのか分からないと思います。ここで一言お伝えしたいのは、プラセンタは理想的に製造されたものを摂取しないと意味が無いということです。それだけ模造品のようなプラセンタが巷に出回っているためなのです。

まずプラセンタには大きく分けて「原末プラセンタ」と「原液プラセンタ」が存在しています。プラセンタエキス（原液）１００％だから高濃度と謳うプラセンタもありますが、現実的には製品

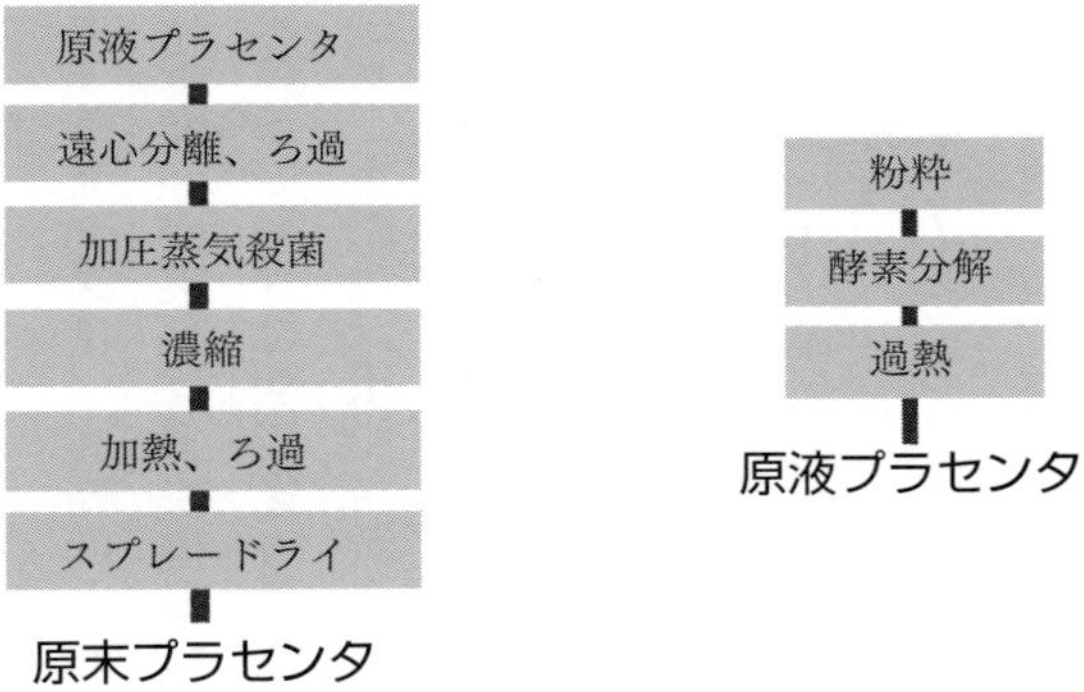

原末プラセンタと原液プラセンタの加工

化された直後、その濃度はたったの３％にしかならないのです。

　本当は濃度がたったの３％なのに、「原料１００％だから高濃度１００％」と宣伝するプラセンタメーカーもあります。当然ですが、安価で製造できる。安いうえに高濃度と宣伝されていればお客様としては買ってしまいたくなるでしょう。だけど全然、効果を実感できないのです。

　まるでオレンジを絞って、少しだけグラスに注ぎ、後は水を足して「原料１００％」と言っているようなものです。完全に誇大広告ですが、こうした事例は枚挙にいとまがないのが現実です。

　しかし中には本当に高濃度のプラセンタを製造する企業もあります。

　加工後の濃度は実に97%。ただし価格もそれなりにしますが、さきほどの3％と97％ではどちらが効能を実感できそうか問うまでもないでしょう。

原液プラセンタは、高濃度と謳っていても実際の濃度は数％程度。

価格は安いが実感はまず得られません。

原末プラセンタは加工後も高濃度を保つため実感しやすい。しかし高価です。

安いが、実際には水で希釈されたプラセンタ。実感できないものに無駄なお金を使うか。本当の高濃度で実感を得られるサプリメントにそれなりのお金を使うのか？

その決断は買う人の価値観次第だと思います。

胎盤の85％は水分。残りの15％が固形物です。プラセンタ原液の商品は濃度が不明な商品がほとんどで、プラセンタ成分がどれだけ入っているか表記されているものを見たことがありません。

プラセンタだから何でもよい、というわけでは決してないのです。

第5章

自宅発毛サーキットプログラム

この章から、本書で提唱する発毛法である「自宅発毛サーキットプログラム」の説明にうつります。この本のキモになるポイントです。前章までは、育毛について最低限知っていただきたいことをまとめさせていただきました。ここからは、外側からのアプローチのほかに内側からのアプローチが育毛には重要であることを述べてまいります。このことが育毛を成功させる近道になるのです。

先にも述べましたが、育毛剤の宣伝文句に「ミノキシジルの数倍の効果」などと表記されていれば、期待をもつ前にまずジックリ考えてください。

「そんなことはあり得ない。もし本当ならトップニュースだ」

そうそう急ぐ必要もないのです。

髪は育毛剤をつけたらすぐに生えることはありません。仮にすぐに生えたとしても、1カ月に1㎝伸びる程度です。

育毛剤の中には、身体に害のある成分が使用されていたり、体質に合わない成分が使用されたりしていることもあります。髪を生やすことばかりに気をとられてしまい、肝心の身体が悪くなってしまうのであれば本末転倒です。体調が悪くなれば、この先、髪にも悪影響が出てくることが明白だからです。ミノキシジル成分の育毛剤を使用する方はこんなことが脳裏によぎったのではないでしょうか？

「注意書のように性的不能、性欲減退などの副作用が出たらどうしよう？」

「血圧が下がり意識がもうろうとしたらどうしよう？」

「副作用で身体の調子が悪くなったらどうしよう？」

使用を決心された方は、まずは髪を生やすことに比重をおかれたのだと思います。しかし発毛した後は長期にわたって髪を維持したくなると思います。そこで使用したいと思うのは、不安が一切なく安全な育毛というのが理想の育毛商品ですよね。

次ページの写真を見てください。

これはある育毛剤の主成分である、エルゴチオネインを含む高濃度シイタケエキス成分を培養液に浸した実験写真です。写真を見ていただければお分かりのとおり、種が発芽しています。私たちの頭皮、毛根、細胞も生きています。アルコールやエタノールは殺菌作用がありますから、含有量が多いと写真のようには発芽しません。髪のためには「安全」が必要な要素でもあ

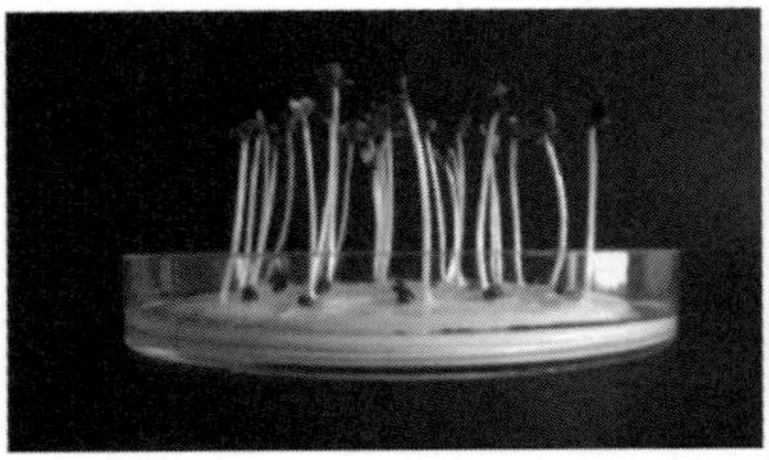

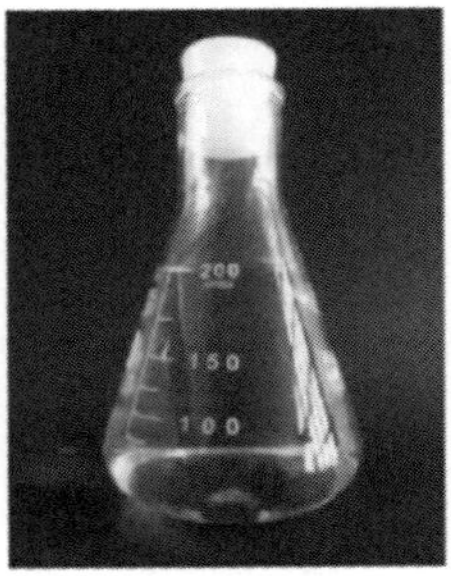

エルゴチオネインを含む高濃度シイタケエキス成分を培養液に浸した実験

るのです。

本題に入る前の話が長くなってしまいましたが、育毛商品だけに比重を置くのではなく、あなたの身体が基本になるということを前提にしながら、引き続き読み進めてください。

ある発毛診断士同士の会話

Ⓐ「相変わらずホントに多いですね、ただ育毛剤をつけさえすれば何とかなると思っている方……」

Ⓑ「そうだよね。私たちからすればそれだけでは不充分だということを、もっともっと多くの人に知ってほしいんだけど」

Ⓐ「全ての人に効果がある育毛法って、実現できるんですかね？」

Ⓑ「それはかなり難しいと思うよ。薄毛の問題は昔から世界中の研究者が頑張っているけど、国費まで使って研究させる国はまだ無いからね。なぜなら生命に関わる研究のほうが重要だから。薄毛よりももっと優先されるべき病気の治療研究はたくさんあるからね。とは言え、全ての薄毛の人が対象ではないけど、改善結果という実績では、ほとんどの男性型脱毛症に効果がある育毛法は、もちろんあるよ」

Ⓐ「それはどんな方法ですか？」

Ⓑ「それはね……」

◆人体のメカニズムと薄毛

人間には自然治癒力が備わっていることは、ご存じの方も多いと思います。例えば火傷をしたり、擦り傷になったりしても、自然に治ります。これが自然治癒力です。

例として、火傷が治る過程をみてみましょう。火傷が治るプロセスを観察すると、患部の中心ではなく、患部の周りから徐々に修復していくことが分かります。ダメージの大きな患部が最後の最後で治ります。これは人間の身体のメカニズムなのです。周りから徐々に治していき、使うエネルギーを要するダメージが大きな箇所は、周囲からかぶさるように修復されるのです。

実は、このプロセスは薄毛にも同じことが言えるのです。とても大事なことですので、よく覚えておいてください。

薄毛は、髪が弱いところから抜け毛が増えて薄毛になっていきます。ＤＨＴという薄毛を誘発する薄毛因子に汚染された部分から次第に髪が弱くなっていくのです。抵抗力の強い部分の髪は抜けにくいのですが、頭頂部や前頭部分はＤＨＴの影響を受けやすいのです。火傷で例えるなら患部の中心部と考えてください。

育毛を考え始めた人がまず思いつくのは、育毛剤を患部の中心部ばかりに塗布してマッサージすることです。これは人間の心理としては当然だと思います。

「薄毛になった部分を何とか早く発毛させたい」

誰もがそう思うでしょう。

しかし人間のメカニズムから考えると、周りの薄毛でない患部にも育毛剤を塗ってあげないといけない。「治したい患部の周辺3㎝」部分から育毛剤やマッサージをして擦りこむ。これが育毛剤の塗布方法であまり知られていないポイントです。

例えば車に傷がつき、車のボディを塗装してもらうとしましょう。塗装屋さんは、傷を平らにする作業のあと、塗装作業にはいります。このとき塗装屋さんは傷部分だけを塗装するのではなく、周りの部分から塗装をしていきます。これは傷部分の塗装と周辺の塗装の境目をグラデーション塗装することで、目立たないようにするためなのです。傷がない部分は塗装せず、傷がついた部分だけキッチリと塗装しようとしたら、まったく同じ塗装色でも、境目が目立ってしまうのです。

もちろん人体と車体は別の話ですが、身体についた傷が治るプロセスも、塗装に似ているといえます。

髪が残っている強い部分にもエネルギーを与えつつ、治したい患部にもエネルギーを与えることでスムーズに治癒されやすくなるのです。これが人間の自然治癒プロセスです。

つまり、育毛剤も効果的な使い方を知ることが非常に大切なのです。育毛剤を髪がある部分には使わない方が多いようですが、そうでなく患部の周りをさらに囲むように広く塗り込む。さらに血行を促すために首筋のリンパ腺をゆっくりマッサージするとより効果的です。血流が悪くなっている頭皮には最重要課題です。

さて、それでは本題にはいります。

まずは体質改善。

薄毛になりやすい体質というのがあります。

これを本書は分かりやすいように「薄毛体質」と呼んでいます。まず、この写真をご覧ください。

これは男性をモデルにした、人間の血管ネットワークを表した標本です。

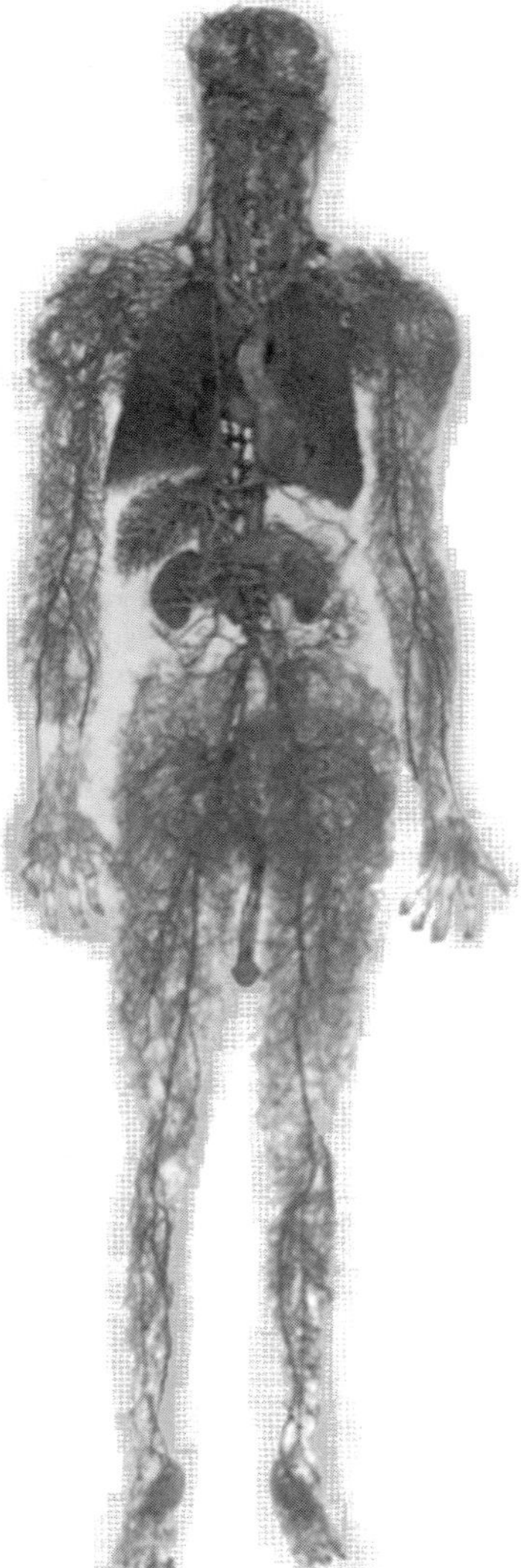

人間の血管のネットワークの標本

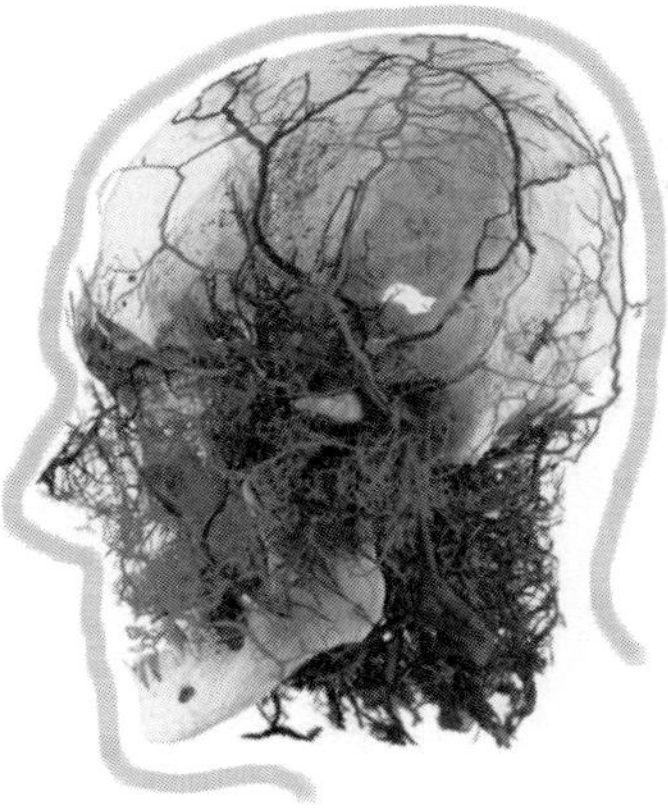

頭部の血管のネットワークの標本

全身に血管が張り巡らされていますね。身体の中心である心臓部は血管が太く、心臓から遠いほど血管が細くなっています。

次に頭部をクローズアップしてみます。

首付近は多数の血管が集まっていますね。

さて頭はどうでしょうか。

全体に血管は張り付いていますが、頭頂部と比べると、前頭部（おでこ付近）は血管が少なくて細いのが分かります。そして血流量も少なく見えます。

そして前頭部と比べると、後頭部は血管密集地帯からより近い場所にあり、太い血管から細い血管まで張り付いています。

勘が良い方はもう気がついたかもしれません。

通常、生え際と前頭部は薄毛になりやすく改善に時間がかかります。一方、後頭部は生え際や頭頂部と比べると、薄毛になりにくく禿げ上がることはほとんどありません。これはもともと後頭部がＤＨＴの影響を受けにくいということもありますが、血管の密度や血流も関係しているからです。

ここで、この本で一番大事なことをお伝えいたします。

さきほどの標本にある血管ネットワークは、生活習慣の良し悪しで、血管が途絶えたり、分岐したりすることがある、ということです。

大切なことですので、もう一度言います。

生活習慣が悪ければ、毛細血管が消滅してしまうのです。

例えばおでこ付近の発毛状態が悪いと思う場合は、往々にして生活習慣が悪いために血液が収縮し分岐しています。そのためおでこ付近の毛根まで、発毛するのに充分な血液が届いていない状態になっているのです。

血液が途絶えたり、分岐したりするということは、医学用語で「動脈吻合《どうみゃくふんごう》」と呼ばれます。これは血管が本来のルートをとおらず迂回ルートをつくってしまう状態なのです。

なぜそのようなことが起こるのでしょうか？

毛根は、血液が最後に流れる末端の場所に存在します。つまり髪が無くなったとしても直ちに生命の危機にはつながらず、重要度が低いという意味もあります。

何かが原因で身体の状態が崩れると、身体は自然と生命維持のために優先順位をつけて、末端から栄養供給をカットしようとします。ここで真っ先に犠牲になるのが、頭皮下の血管なのです。

生活習慣が乱れてくると、身体は栄養分を生命維持に必要な器官だけ優先的に回そうとします。そして栄養分が回らない頭皮下の血管は徐々に縮小していくのです。それが続くと最終的には血管の道が閉ざされ、他の迂回ルートをつくってしまうというわけなのです。

M字や生え際の回復が遅い、という方もいらっしゃいますが、こうした方の場合、前述のとおり、もともと「おでこ付近」の血流ネットワークは細くて少ないため、DHTをどんなに抑えたところで駄目なのです。髪の母体となる、身体のほうを何とかして矯正し、体調を回復しない限りは、育毛は望めません。

「動脈吻合が起こったら終わりなのか?」と心配されるかもしれませんが、そこはご安心ください。生活を理想的なものに変えれば、身体は徐々に飢餓状態シグナルを解除していきます。そして次第に血管の根を再び戻していくのです。ただし、動脈吻合の度合いが大きいほど、時間はかかります。

それでも、消滅した毛細血管は再び蘇るのです。植物の根っこを想像してみてください。一見、葉っぱなどの外見だけは緑色も濃く良好に見えますが、土の状態（＝ここでは身体の状態と例えます）が悪いため、根は細くボロボロで今にも死にそうです。この状態の土では、葉（髪）もいずれ死期を迎えてしまうでしょう。

一方、元気な植物は、根がビッシリついた状態です。頭皮下の血管も同じことが言えます。薄毛環境の頭皮下の血管は、動脈吻合により枯れた根と同じで、枯れた血管になっているのです。

お分かりでしょうか？

土（身体）の状態が悪ければ、どんなに良い育毛剤を塗ったり、どんなに良いシャンプーで洗ったりしても、本来得られるべき効果が得られにくくなるのです。

髪はあなたの身体の一部。もし血流が分岐してしまい日数が経過してしまった方の場合は、なかなか思うような効果を得にくくなります。薄毛になりやすい遺伝子は完全には克服できないかもしれませんが、薄毛遺伝子の影響を受けにくい体質づくりで予防することはできるのです。これから育毛で満足いく結果を出すためにも、基本中の基本であり、育毛のための骨組みとなるのです。

だから、とにかく真っ先に「髪のためになる生活」を習慣化することを最優先事項として理解してください。ここまで読んでいただけた方は、育毛効果をあげるために、体質改善が非常に大切であることは納得していただけるかと思います。

▼迂回分岐して消失してしまった血管を取り戻す

そもそも、どうして動脈吻合が起こったのでしょうか？

それは、生活様式の変化により、人間の交感神経優位の時間が増えたことだと推測できます。

昔、日本はコンビニなど存在しませんでした。夜間の仕事も極めて制限されていました。夜、街はごく一部をのぞき眠っていました。夕方からのんびりムードになり、周囲の騒音も静まり、夜中を過ぎるとテレビ番組も一切放映されていませんでした。

動物は太陽が昇れば活動し、日が暮れれば眠りにつきます。極めて自然に近い生活パターンを人間も送っていたのです。

人間の神経は活動中にストレスが生じると交感神経が優位になります。

一方、夕方から翌朝にかけての夜間は体内時計のサイクル上、副交感神経が優位になり、休息に備えます。そのことで身体を休ませようとするわけです。昔の日本の生活様式は極めて人

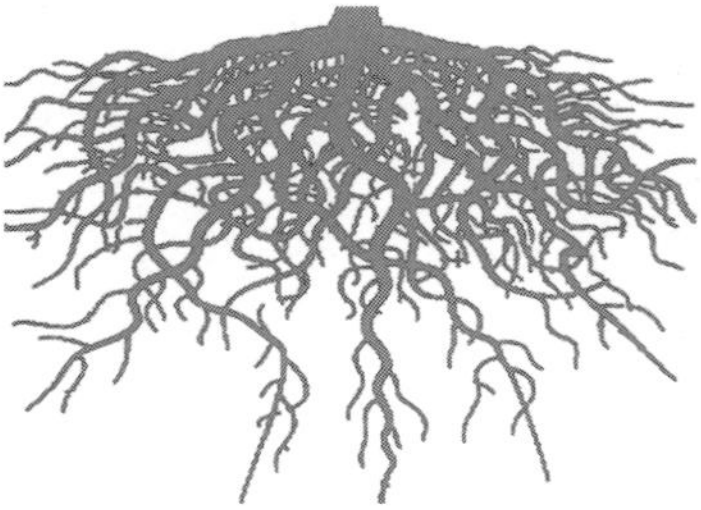

根がフサフサの植物

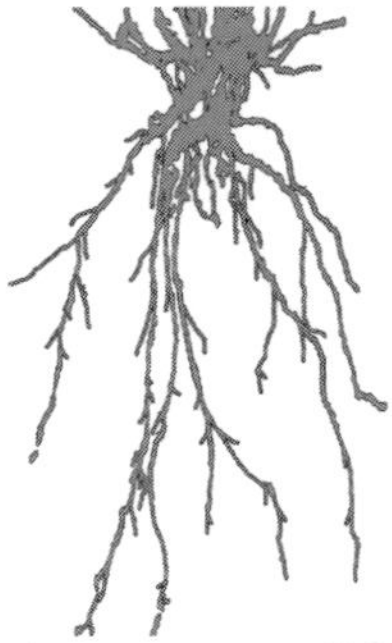

根がカラカラの植物

の身体に優しく理想的なものでした。

ところが現代の日本は夜中でも寝静まることはありません。

特に都心では、夜中でもお構いなしにビジネスが盛んです。もちろん昼間と同じように男女とも働いています。過去の検証例からも、昼夜逆転した仕事をされている方の場合、発毛スピードがとても遅くなります。これは本来の体内時計に反した活動をしているため、身体に負担がかかりホルモンバランスも崩れてくるからに他なりません。しかし残念ながら、夜中も活動しなければいけない生活サイクルが現代社会では当たり前になっているのです。

この生活サイクルが当たり前になってきた頃から、今まで薄毛とは無縁だった女性さえも、薄毛で悩まれる方が増え始めました。昼に活動し、夜は眠るという、人間本来の生活サイクルに逆らっているから、体内時計もホルモンバランスも狂うのです。

人間の身体は生命維持をするため、何らかのリスクを感じたら、重要な器官だけに集中して栄養分を回そうとします。リスクを感じた場合、生命維持と直接関係のない末端部分への栄養供給はカットしようとします。つまり最初にカットされるのは、「髪」なのです。

「神様」に逆らった生活様式に身をゆだねてしまっているから、「髪様」に見放されるのではないでしょうか？

要するに、人間の身体は昼夜逆転するような生活をしたりすれば簡単にバランスが崩れ、結果として髪が犠牲になるということです。

過去、永遠に生きられる人も存在しなかったし、この先もそのような人は出てこないでしょう。形あるものはいつか壊れ、「生」あるものはいつか天に召されるのです。無理をすれば病気になり、健康的な生活をすれば長寿にもつながります。これが自然の摂理です。

まずは、**夕方以降、交感神経優位（ストレスを受けて神経が高ぶっている状態）の時間を減らすことを念頭においてほしいのです。**

▼抜けおちた髪を調べてみよう

「動脈吻合を起こして、充分に血液が回っていないのでは？」

そう思われた方は、自分の抜け毛を使って調べてみましょう。もし顕微鏡があればベストですが、なければ拡大鏡で毛根を見てみましょう。

健康な抜け毛の場合、毛根が楕円形になっています。

白い球根のようなイメージです。

一方、不健康な抜け毛の場合は、芋の根っこのような細い根が伸びているだけで、球根のような形ではありません。根っこも黒っぽい色です。栄養が偏り、血も綺麗でなくドロドロ。また血流が低くなると左ページの図のような萎縮毛の抜け毛が出やすくなります。

一方、毛根に皮脂が付着している場合、脂漏性皮膚炎や脂漏性脱毛症である可能性があります。皮脂の過剰分泌が原因です。このため洗髪しても、少しするとすぐに頭皮がベトつき、髪も抜けてしまいます。さらに湿疹が伴う場合は症状が悪化している証拠なので、すぐに皮膚科で治療をしてもらう必要があります。

皮脂分泌が過剰になるのは、食事の乱れ、過剰な洗髪、また生活の乱れでホルモンバランス

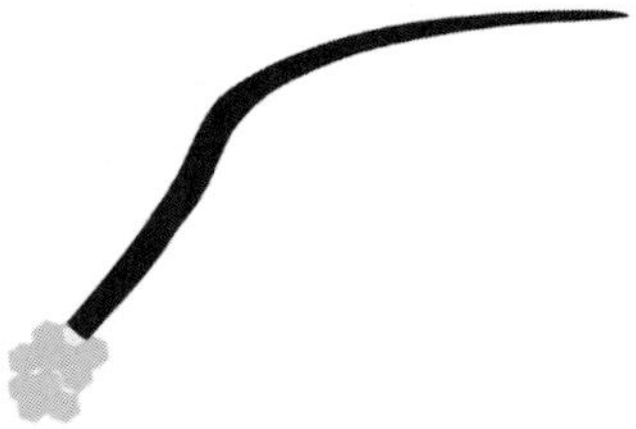

皮脂が毛根に付着している→脂漏性脱毛症の可能性

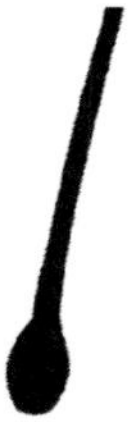

健康な毛

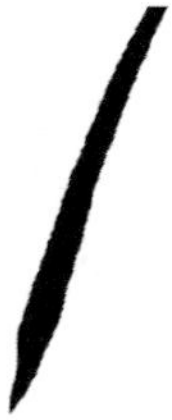

萎縮毛

が崩れるために起こります。皮脂そのものは適量が分泌されることで髪や頭皮を保護しますが、過剰に分泌されると抜け毛が誘発され薄毛につながります。

毛根が無い状態の抜け毛。これは円形脱毛症や、びまん性脱毛症の可能性があります。円形脱毛症の場合、アレルギー性と非アレルギー性に分かれますが、いずれも免疫疾患が原因と考えられています。こちらも病院で円形脱毛症の治療を受ける必要があります。このタイプは男性型脱毛症（ＡＧＡ）とは異なりますので、心配な方は病院で診断してもらうのが賢明です。

びまん性脱毛症は女性に特に多い脱毛症です。これは生活習慣を正すことで治りやすい脱毛症

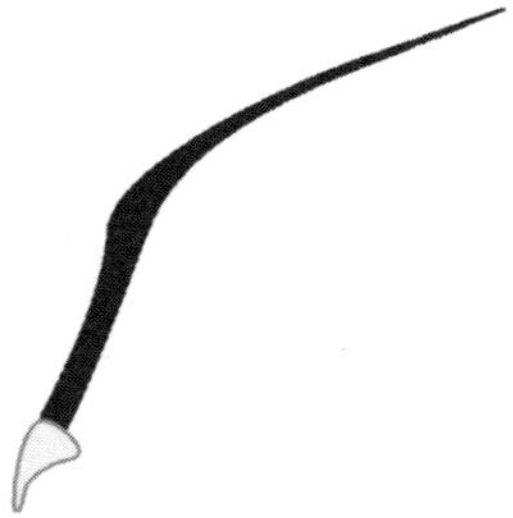

毛根の先から尻尾のようなものが出ている→びまん性もしくは粃糠性脱毛症の可能性

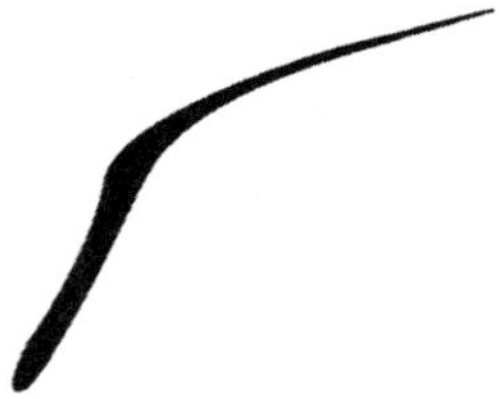

毛根が無い状態の抜け毛→びまん性脱毛症の可能性

です。本書で説明している生活改善方法をすべて行えば、半年～数カ月で改善が見込まれます。

毛根の先から尻尾のようなものが出ている場合、びまん性脱毛症、もしくは粃糠《ひこう》性脱毛症の可能性があります。粃糠性脱毛症というのは、乾燥フケが毛穴をふさいでしまい脱毛が引き起こされます。脂漏性脱毛症と逆に乾燥性の頭皮で発症します。これも原因は、脂漏性脱毛症と同じく過度な洗髪、頭皮に合わないシャンプー、生活習慣の乱れが原因です。

▼朝30秒の正座、そしてふくらはぎを鍛える

それでは血流を改善するために、何をしていけ

ばよいか説明していきましょう。

まず起床直後、正座をしましょう。起きたらすぐに布団もしくはベッドの上で30秒間正座するだけです。

「正座をすると足が太くなる」という迷信的な話を信用する方には無理強いはしません。ですが実際、著者自身も血流を改善できたと確信できた体験があります。ひどい四十肩に悩まされていた頃、何カ月も病院に行き、かなり痛い注射を何本も打ち続けていましたが治癒しませんでした。それほど頑固な四十肩でしたが、この起床後30秒の正座をとりいれたところ、一週間経たないうちに症状が軽くなっていき、1カ月もしないうちに完全に解消しました。

足は「第二の心臓」と呼ばれています。足は身体の血流ポンプであり、中でも「ふくらはぎ」の部分は最重要ポンプに当たります。「ふくらはぎ」は歩行時、筋肉が収縮しますが、この筋肉が血液を循環させる働きがあります。だから「第二の心臓」なのです。

ところが「ふくらはぎ」を使わなければ使わないほど、この血流を循環させるポンプは機能しないため、下半身に血液が停滞しやすくなってしまいます。

四十肩の原因は、肩回りの血流が滞留するためとも言われていますが、朝たった30秒正座をするだけでこれだけの改善効果がありました。ですから意識的にふくらはぎを鍛えることで血流はもっと改善されるはずです。過去、被験者10名に、ふくらはぎを鍛えてもらう前と後の育毛効果の実感差を調べたことがあります。

具体的なトレーニング方法は通勤時の工夫です。全員サラリーマンの方であったため、「つま先立ち」20〜30秒を3セット、通勤の電車内で試してもらいました。そしてエスカレーターを常用している方には、なるべく使わず階段を利用してもらいました。期間は1カ月です。

公式実験ではなく、あくまでお客様に任せた自主的な感想を待つだけであったため数値的データはありませんが、驚くことに全員に共通した感想は「髪が以前よりハリが出てきた」、「太くなった（ように感じる）」というものでした。

太くなったように感じるという感想をもう少し詳しく言えば、「以前は髪がふにゃふにゃで寝癖もつかなかったが、久しく忘れていた寝癖がつくようになって驚いた」というものでした。

通勤がない方は、自宅でもかかとの上げ下げはできます。60回を2〜3セット。慣れてきたら回数を増やします。数分でできますので、起床後の正座30秒とあわせて試してほしいと思います。

薄毛体質を食事で改善

血管回復のための食事法をご紹介します。

体質、体調を改善するためには開始してからおよそ3カ月はかかりますので、そのつもりでいてください。ただ、最初の1カ月はあまり変化が感じられないでしょうが、2カ月目以降は大きな変化を実感できるでしょう。

あなたの身体は、今まであなたが食べてきた食べ物でつくられています。薄毛を招く大きな原因のひとつは食事なのです。

話が少し育毛からそれますが、プロで活躍するアスリートの体脂肪率は1桁台です。体脂肪率だけに限って言えば、これらは全て運動量でそうなったのではありません。重要度で言えば食事が7割で、残り3割が運動量だと言われています。よくスポーツジムの宣伝で誤解しやすいのですが、運動して後は好きなものを食べ放題では、アスリートのような体型になるどころか痩せもしません。食事管理が最も大切なのです。

今までさんざん好きなものを食べてきた結果として太った人が、突然ダイエットをしようとして食事制限をしたとします。空腹に耐え、必死にランニングをする。以前はこのようなパターンがダイエットの代表例でした。しかし昨今では研究が進み意外なことが分かってきました。食事制限はかえって太ってしまう、というものです。いわゆるリバウンドと呼ばれるものです。

空腹がある時間が続くと、脳は「飢餓状態」が発令されたという危険信号をキャッチします。すると生命に危険を及ぼさないよう、少量の食事でも脂肪をためこんでしまうようになる。

ですから、ダイエットのコツは、空腹が生じる時間をつくらないこと。そして朝、昼、夜ときちんと食べること。

食べるといってもカロリー制限はもちろんしないといけません。砂糖がたっぷりの清涼飲料水は飲まず、スナック菓子などは食べないなど、とにかく口に入れるものを意識するのは最低条件となります。しかし従来の辛い食事制限を伴うダイエット概念は、非効率な上に後で肥満を招くリスクも伴います。

ダイエットがテーマでないのでこれ以上は控えますが、育毛も同じで、これまで誤った概念が育毛の常識だと誤解されていたり、見落とされていたりしたことが多数あるのです。

育毛に好ましくない食事を積み重ねていると、身体の栄養吸収が悪くなり、自然と頭皮も固くなってきます。さらには老廃物などの毒素が身体にどんどんたまっていきます。

また、すでに述べましたが、喫煙は論外で活性酸素をためる原因なので、これまた頭皮に毒素がたまっていき、肌も黒ずんできます。喫煙が原因で肺癌になった患者の肺は真っ黒です。まるでタールで塗ったかのようです。喫煙しない人の肺はピンク色をしており、空気を吸い込み吐いたときに大きく膨らんでは縮みますが、喫煙している人の肺は通常の人の肺と比べて7割程度しか大きくなりません。それだけ空気を取り込めず、血も内臓も汚れた状態になっているということです。

「喫煙はどうしてもやめられないから、他の方法を教えてほしい」

というお問い合わせも稀にあるのですが、そこまで甘えてはいけません。

タバコを1本吸うと0・1度体温が下がると言われています。一方で、健康な人の頭皮温度が1度下がると、脱毛が始まりやすいとも言われています。それほどまでに血の巡りは薄毛と密接な関係があるのです。

薄毛を改善しようと本気で望むのであれば、強い意志をもって何でも実践していく意欲をもたなければなりません。例えばダイエットをしたいが、砂糖たっぷりのケーキは毎日たくさん食べないと気がすまない。それでもダイエットができる方法を教えてほしい、と言われても無理な話です。タバコもそれと同じです。

さて、話を血管回復のための食事に戻します。

便秘の人はまずは大腸内にたまった腐敗便を追い出しましょう。最初の一週間だけ朝食を抜いてみることをお勧めします。お腹が空いて我慢できない方は、バナナとゆで卵だけを食べるようにしましょう。

現代食は栄養やカロリーが多過ぎる食事が多いため、大抵の方がカロリー過多になっています。このため、毎日毎日、腐敗便をためているケースが驚くほど多いのです。ただし痩せ気味の方、理想の体重で健康だと思える方は、あえて朝食を抜く必要はありません。

腐敗便は大腸内に毒素をためる性質があります。さらにその毒素は血液内に溶け込みます。すると身体は生命維持に働き、直接生命の危険性とは関係のない末端の髪への栄養供給も閉ざし、毒消しに専念します。

この悪循環を解消するためには、食事内容を見直す必要があります。体内の毒素を徹底的に追い出し、そして毒素をためないこと。これらができると自然に免疫力の高い身体に変化していきます。すると、消滅していた毛細血管もみるみる蘇ってくるのです。

▼食事内容と食事時間

「薄毛の原因＝毛細血管の消滅」

「毛細血管の回復のためには、身体にたまった毒素を排出して免疫力をつけること」

このためには最低1週間は次のことを実行してみていただきたいと思います。

おおまかに言えば、たった3つだけです。

○ 朝食は抜く（水は午前中に500㎖程度は飲む）。
　どうしても食べたい場合はバナナ、ゆで卵。
○ 昼食、夕食時にはタンパク質を多くとる（糖質はご飯からの摂取で充分）。
○ 1日をとおして水は最低1・5～2リットル飲む（浄化のため）。
※水以外は身体の浄化ができません。
※水以外の清涼飲料水は飲まない（お茶、砂糖無しコーヒー、紅茶はOK。ただし水の代わりとしてはカウントしません）。

3つだけと言っても、人によっては少々キツイ条件かもしれません。ですが、これができれ

ば今後の薄毛改善がスムーズになると考えてください。まずは今日からでもスタートしてみましょう！

▼タンパク質の重要性

栄養素の中でも、身体をつくる基になるのがタンパク質です。筋肉だけでなく、髪の毛、血管、内臓、皮膚、爪、骨に至るまでタンパク質が基になるのです。つまり食事の中でタンパク質が不足すると髪の毛に元気がなくなり、皮膚も乾燥肌になり、頭皮も衰えていきます。ですから髪を増やしたいのであれば、タンパク質を意識して摂取することがポイントになります。

▼摂取すべきタンパク質の目安

（体重）
40kgの場合、1日40〜50g
50kgの場合、1日50〜60g

60kgの場合、1日60～70g
70kgの場合、1日70～80g
80kgの場合、1日80～90g
体重10kgあたり、タンパク質約10g少々、と覚えておきましょう。

▼お勧めの育毛食

タンパク質を多く含む、お勧めの育毛食品です。
鳥の皮なし胸肉、もしくはササミ。
マグロ、鮭、サバ、タラ、カツオ、エビ。
納豆、豆腐、卵、豆類。

▼脂質と糖質

血液浄化や血流改善のためには、脂質や糖質は極力控えるのがベターです。ただこれらは摂ってはいけないということではありません。エネルギーとして必要な栄養素ですから、完全カットは非常に危険です。

特に、糖質は脳の唯一の栄養源です。そして脂質も脳の構成成分のうち60％を占めています。ただ、これらも毎日ご飯を最低2食、1膳ずつ食べれば補給できます。不必要な糖質というのは、身体の害にしかならないブドウ糖・果糖・液糖が含まれる食品、飲み物です。これらは脂肪を蓄積し育毛に不利な有害成分ですので、徹底して避けてください。

人工甘味料も最近の研究では肥満や糖尿病につながることが判明しました。血糖値があがり肥満になりやすく、そしてそれが進めば血流が圧迫されるため髪に充分な栄養が届きにくくなります。

しかし、生命維持には欠かせない細胞膜の成分でもあり、脳の構成成分60％を脂質が占めていますので、極端なカットは気をつけなければなりません。

▼ビタミンとミネラルを採るべき理由

もちろん、タンパク質さえ必要量食べればいい……という訳でもありません。

せっかく食べたタンパク質も、それがしっかりと身体に吸収されなければ全く意味がありませんよね。

もともと獣肉や魚を食べたとしても、人間の肉とは構成が違いますから吸収が難しいのです。まずは食べ物をしっかり分解し、そして吸収させる必要があります。食べ物を分解し吸収する役割をになうのが消化酵素です。そこで必要になるのがビタミンとミネラルです。これは新鮮な野菜や果物の中に含まれています。

野菜嫌いな方、果物を食べるのが面倒という方もいらっしゃるかもしれませんが、これがしっかりした栄養素が摂れなくなる当然の理由になるのです。

ですから、タンパク質を摂る際は、「野菜＋果物」のセットで摂取するようにしましょう。

○　主食にする食べ物＝できれば玄米のみ（ご飯と玄米半々でもＯＫ）。食事毎に茶碗７分目以内

○　副食にする食べ物＝鳥のササミ、魚、豆類、海草、芋、豆、豆腐、無糖ヨーグルト、葉菜、果物

▼注意

野菜や果物は季節のものを選択しましょう。

昨今、農業技術の進歩で季節外れの野菜や果物も目にすることが多くなってきましたが、例えば冬に夏の野菜や果物を食べると身体が冷えてしまいます。これは夏にできる野菜や果物は水分が多く含まれているためです。自然の摂理を外れる食生活は、思わぬ弊害を招くのです。

獣肉は毒素を身体にためこみやすいため、もしどうしても食べたい場合は鳥のササミをお勧めします。もちろん皮はとり、熱湯でボイルし脂肪を落とします。高タンパクかつ低脂肪になるので、欧米では運動選手も好んで食べています。調理する場合、油は使わず茹でて、塩、コショウだけで食すのがいいでしょう。

他にも重要なことは、

○　おなか一杯食べないこと　※なるべく腹八分目程度に抑えるよう努力する

最初の数日は辛いかもしれませんが、次第に慣れてきます。
お腹がすいたらゆで卵、バナナ。
また、炭酸水（もちろん糖類は無しです）を飲みますとお腹がふくれやすくなります。
もともと肥満気味の方は体重も減ってきますが、これは残留便と毒素が排出されている証拠です。人間は食べれば食べるほど、食べ物の消化のためにエネルギーを使います。食物を制限しエネルギーを使うことで毒素排出をすることができます。だからまずはこの食事内容で毒素排出に努めてください。辛いのは最初だけです。

食べ物を消化するためには多量の消化酵素が必要となってきます。野菜や果物を食べても、あまり身体の負担になりませんが、これは多量の酵素が消化を助けるためなのです。

逆に獣肉を消化するには、かなりのエネルギーが使われます。肉を食べ過ぎた翌日は胃がもたれたり、身体がだるかったり、眠かったりした経験があるかもしれませんが、これは身体が自分自身の身体を休めて、食べ物の消化だけにエネルギーを使おうとするために、他の器官がうまく働かなくなるためです。

ただ前述しましたように、これは肉の調理方法によっても変わってきます。油をつかわず茹でたり、最近流行りのノンオイルフライヤーなどを使ったりすることで、余分な脂を落とし、肉から必要なタンパク質を摂取することもできます。ただし肉の摂取量は一食あたり100g以内にしましょう。

食事を少なくし、胃への負担の少ない食事内容にすることで、栄養が足りないどころか、逆に頭が冴えてくるでしょう。現代食はただでさえ栄養が偏っている食品が多いため、あれこれ食べようとすると栄養過多になりがちになります。

「栄養過多＝消化しきれずに毒素をためるだけ」なのです。

1週間だけ小食にすることで、節約された身体の中の酵素は、老廃物（毒素）の排泄に使われます。身体の毒素がどんどん取れ始めるのが2週間〜3週間くらいなので、もしできるようなら1カ月程度は試してほしいと思います。

この頃には身体の細胞がどんどん活性化してくるようになるでしょう。早い人は1週間目前後から、脱毛が減り、少し変化を感じてくるかと思います。

食事制限は人によっては辛いと思います。その理由は、これまで食べ過ぎてきたため胃が拡張しており、通常より食事量が少ないと物足りなさを感じるためです。しかし数日すると拡張した胃は本来のサイズに戻っていきます。辛いのは最初の数日間だけと覚悟を決めてください。

大事なことなので、何度も書きますが、どうしても辛いときは、間食としてゆで卵かバナナです。

スナック菓子、甘いデザート、菓子パン等は身体の害にしかならないのでキッパリ忘れてください。パンケーキ、ラーメンライスなども、炭水化物過多のため、育毛の体質改善にはマイナスです。

それでも、どうしても辛いようなら週1日程度はほんの少しかじる程度なら大丈夫。我慢が多いとストレスにつながるため完璧主義は貫かないほうがいいでしょう。

タンパク質は納豆、豆腐、ブロッコリー、プロテインなどから摂取するほうが、獣肉から食べるよりも吸収率は高く、効率的に摂れます。ブロッコリーにもタンパク質がある、というのは意外かもしれませんが、100g中、約3gのタンパク質があり、身体への吸収性は動物性タンパク質よりも高いのです。

動物性タンパク質は、本来肉に含まれるアミノ酸を利用してタンパク質を分解し人間のタンパク質に合成する必要があります。ところが肉は焼いた時点でアミノ酸が壊れてしまいます。そのため焼肉などを食べても、実際にはタンパク質は充分に摂ることができません。また焼肉につけるタレに含まれる糖分は高いため、吸収も悪くなるばかりか、内臓脂肪が増える隠れ肥満にもつながります。美味しいがゆえに残念なことですが……。

肉よりもバナナのほうがずっと良質なタンパク質が含まれています。もちろん肉よりも消化も吸収も遥かに良いため、極論すれば、バナナだけでタンパク質補充も可能なのです。単純に歯ごたえが物足りないので、満腹中枢が刺激されないために空腹感が残るのです。

映画界やスポーツ界などで活躍する有名人達は、実はこのことをかなり知っている人が多いようです。肉を極力避けている、または全く食べない人も少なくありません。レオナルド・ディカプリオやブラッド・ピット、トム・クルーズ、マドンナ、カルロス・サンタナ、などの有名人は加齢を抑えるためにも肉食はしていないそうです。

獣肉を食べると加齢臭の元がつくられやすくなります。それは、肉には動物が排泄するはずだった老廃物を含んでいるためだからです。解体後の動物の老廃物まで取り込むことになります。それゆえ細胞が汚れ、疲労と老化をもたらすのです。

肉を食べると元気が出ると誤解しがちですが、これには理由があります。肉にしみこんだ老廃物はほとんどが尿素と尿酸。肉を焼くと、これらの老廃物が肉汁に含まれています。尿素とカフェインは構造が似ているため、ステーキを食べると精がつくと誤認識するのです。

こうした物質を含んだ肉全般は消化されるのに時間が掛かります。消化にはエネルギーを使うため疲労の原因にもなります。

加齢臭の元ですが、長い間、肉食をしてきた結果、腸に腐敗便がつまった結果だと考えることができます。加齢臭がありますと、当然口臭も発生します。だからいくら香水や加齢臭専用の石鹸などを使っても、実は一時しのぎにしかなりません。

肉食文化で育った欧米人は肉食が中心であったため、体型も私たち日本人と違います。肉食動物は腸の長さが4m前後と言われていますが、欧米人も肉食に適した腸の長さに近づいているようです。

逆に日本人の場合、もともとは農耕民族で野菜や穀類を中心に進化してきました。そのため腸の長さは7m前後と欧米人や肉食動物と比べると2倍に匹敵するほど長い。排泄される道筋が長いために、肉を食べると腐敗便ができやすくなります。悪玉菌や動物性脂肪も増えやすくなるため、成人病の率が増えるわけなのです。

前述したとおり、肉には尿素や尿酸を初めとした刺激成分が含まれます。また家畜の屠殺で、家畜が出したアドレナリンが残存するケースも珍しくありません。肉を食べると精がつく、と考えるのは、残留アドレナリンを吸収するため、一時的に高揚した状態になるだけなのです。

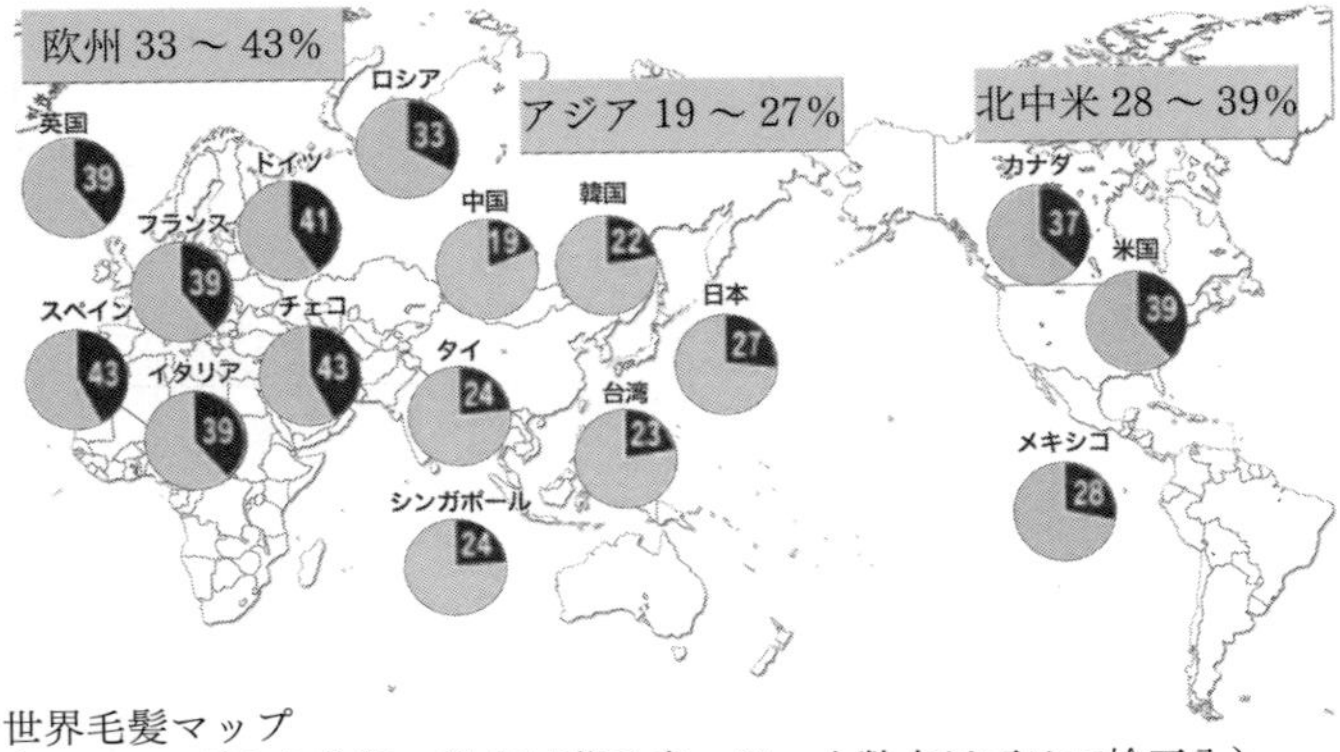

世界毛髪マップ
（ランキングより抜粋、数字は薄毛率・％、小数点以下は四捨五入）

もう何年も前になりますが、ある大手のカツラメーカーが10年の調査期間をかけた薄毛の世界国別統計を発表しました。面白いことに、上位10カ国が全て欧米で占められていました。欧米の薄毛人口は非常に高いですね。

しかし驚くべきことに、アジアのトップは日本なのです！

この原因は、食事にあるのではないかと推測しております。

薄毛上位国のトップ3はチェコ、スペイン、ドイツですが、濃い味付けの料理、飲酒量の多さ、過食では共通している国だそうです。

特にスペインでは1日に5回も食事を摂ると言われています。飲酒量も多い。毎日酒を飲み続けていると、肝臓が弱り髪の栄養素になるタンパク

世界薄毛ランキング（21カ国・地域、男性）

順位	国・地域名（都市名）	薄毛率（%）
1	チェコ（プラハ）	42.79
2	スペイン（マドリッド）	42.60
3	ドイツ（フランクフルト）	41.24
4	フランス（パリ）	39.24
5	英国（ロンドン）	39.23
6	米国（ニューヨークなど）	39.04
7	イタリア（ミラノ）	39.01
8	ポーランド（ワルシャワ）	38.84
9	オランダ（アムステルダム）	37.93
10	カナダ（モントリオール）	37.42
11	ロシア（モスクワ）	33.29
12	豪州（シドニー）	30.39
13	メキシコ（メキシコ市）	28.28
14	日本（東京）	26.78
15	香港	24.68
16	シンガポール	24.06
17	タイ（バンコク）	23.53
18	台湾（台北）	22.91
19	マレーシア（クアラルンプール）	22.76
20	韓国（ソウル）	22.41
21	中国（上海）	19.04

21カ国・地域全体の平均値……32.13

欧州及び豪州　北中米　アジア

（アデランス調査、1998～2008年）

薄毛判定：生え際の後退、頭頂部やつむじ周辺の毛量減少が明らかに確認できる状態

調査方法：2組に分かれた4人の調査員が肉眼で通行人を観測　調査した通行人は3813人(カナダ)～14030人(米国)

質がどんどん少なくなっていくのです。また過食になればなるほど血流が圧迫されますし、残留便から出る毒素で、血液がどんどん汚れていくのです。

こう考えると、一見、食生活がバラエティーに富んで豊かに見える日本も、食べ過ぎ、飲み過ぎが薄毛の原因を担っているという見方もできるのではないでしょうか？

「健康的な和食」というイメージは世界にあるのですが、外食産業の多さは世界でも有数の国でもあります。中でもカロリー過多、脂肪、糖質過多のファーストフード店も多いのが現実です。

面白いのは、薄毛人口率の高い国は、ファーストフードを始めとした便利食が多い先進国に共通しているという点でしょう。安いファーストフードのハンバーガーなどは、塩分やうま味を感じさせるための化合物がてんこ盛りで、安価な肉が原料となっています。

知り合いの栄養士は、つきあいでハンバーガーをどうしても食べなければいけない状況でない限り、絶対に食べないと語っていました。本人は、ファーストフードの肉はゴミの塊だと認識しているのです。「あんなものは毒以外のなにものでもない」と。

余談になりますが、肉食について、人間と肉食獣はどう違うのでしょうか？

そもそも人間の歯は動物のような牙がありません。むしろ草や穀物をすりつぶすための形をした歯があり、あごも草をすりつぶすのに適したように左右に動かせるようになっています。肉食動物はこうした歯はなく、獲物をしとめるための牙だけです。獲物を引き裂き、そのまま丸ごと飲み込むため、すりつぶす必要がないからなのです。また、あごは左右に動かせない構造になっています。

また肉食動物の胃酸は濃度が非常に高く、人間の20倍もの濃度があります。だから肉を食べたら、凄まじい速さで消化してしまう。そしてすぐに排泄できるよう、腸も短いのです。

肉食動物は攻撃的な性格。

草食動物は温和な性格。

病気で成仏した食用家畜は解体され、「肉骨粉」として家畜やペットの飼料になります。本来、人間の食物サイクルから切り離さなければなりませんが、多国間で輸出入を繰り返しているうちにどうなるか分からなくなります。すると、狂牛病を伴った原料を飼料に育った牛を口にする可能性もあるわけですね。これは個人的な意見ですが、そもそも肉食の美味追求のために人間のエゴが生み出した食文化ではなかろうか、と思うのです。本来は人間の身体に適さないのではないでしょうか。人間の胃は鍛えることはできません。

本書でご紹介した食事改善のよいところは、肉を食べる量を減らし、豆類や生野菜などを中心とする1日2食プラスアルファにすることで、食費も節約でき、本来の目的である毒素出しで血液をキレイにすることができるところにあります。

▼食べ物の組み合わせ

あと大事なことがもうひとつあります。

それは食べ物の組み合わせです。

葉菜類、豆類、果物類、イモ類が良いといっても、一回にまとめていろいろ食べようとすると、それぞれの食べ物の性質が違うため、消化酵素が余計に使われ、非効率になります。「1日30品目食べよう」という厚生労働省の指針がありますが、あくまで栄養バランスの目安になる机上論であると考えています。なぜならば、食べる組み合わせが多ければ多いほど、消化バランスが悪くなり、食品が消化過程でどんどん腐敗してしまうからです。

野菜と果物は一緒に食べると相性が悪いです。そば、玄米、豆腐、納豆等と一緒に食べると消化バランスがよく、果物を食べるのは次の食事まで待つのが良い。水は食事中に飲むと消化が悪くなりやすいので、食後30分経過してから飲むようにするとよいでしょう。

食事改善については以上となります。

▼育毛剤

育毛を考えると、まず頭に浮かぶのが育毛剤でしょう。少し聞きかじった人であれば、育毛剤をつける前に毛根に詰まった皮脂を取り去って育毛剤をスプレーすればＯＫだと考えている方もいらっしゃると思います。

それはまさに「木を見て森を見ず」なのです。

身体の一部である髪。薄毛の状態から髪をフサフサにしたいと願うならば、本来は身体全体から見直すことが重要だと考えています。薄毛体質を改善するには、ベースとなる身体を徹底的にリセットするのが、時間はかかりますが結果も出やすいというのが、これまで実際に施してきた多くの実例から明白です。

薄毛になるプロセスをまとめてみましょう。

まず身体が不健康な状態になっている。

↓　身体が生命維持のために末端を殺し主体を補う行動をとる、

↓　その結果、「動脈吻合」が起こる、
↓　頭部の血管が末端まで伸びなくなる、
↓　栄養分が毛根にも届かなくなる、
↓　薄毛になる。

誤解がないよう念のため付け加えておきますが、不健康な状態を治したからといって、たちまち髪が生えてくるという訳ではありません。食事による体質改善はあくまでも髪が生えやすい環境にすることにあります。

ただし女性型脱毛症の場合についていえば、ホルモンバランスが崩れることで薄毛化することがほとんどですので、体質改善をしつつ、質の良い育毛用に処方された専用の育毛プラセンタを服用することで、髪が蘇るケースが少なくありません。

一方、男性の場合、男性型脱毛症の最大の原因を占める薄毛因子、ＤＨＴが関与しています。体質改善をしながら、ＤＨＴ予防対策を施すことで改善が期待できます。

体質改善にはどうしてもある程度の時間はかかります。ただし地道に続ければ動脈の吻合化は止まり元のように血管が伸びてきます。だから少しずつでも続けてみてください。

内部からの働きかけ

先ほど述べたDHTの影響力は非常に大きく、これをブロックするためには育毛剤の他、育毛用の専用サプリメントを服用し体内への働きかけをして、身体全体から攻める必要があります。単体で何かに依存するよりも、全体から攻めたほうが、ずっと好ましい結果が出やすいことがこれまでの実例から分かっています。

ほとんどの方が育毛剤だけに注目してしまうのですが、実は育毛剤と育毛サプリメントを比較した場合、育毛サプリメントを服用したほうが育毛剤よりもずっと効果を実感しやすい傾向があります（どんな育毛サプリメントを服用するかによっても結果は異なりますが）。これは育毛剤の場合、最低でも半年～1年程度は待たなければ、本当に効果があるかが分からないのに対し、育毛サプリメントの場合は直接身体の内部に働きかけるためなのです。

第1章で育毛パズル理論をお伝えしたとおり、まずは体質改善が第一です。並行して頭皮改善、育毛サプリメントの服用、そして育毛剤の塗布、と全体から働きかけたほうが抜け毛予防や薄毛の改善には効果的です。単に育毛剤を塗布するのと比較したら、ずっと早い効果が得られるはずですので、一度お試しください。

男性型脱毛症の場合、もし薄毛の中期、後期以降であれば、巷でも知名度が知られてきているフィナステリドやミノキシジルの経口用の摂取が最も手っ取り早いです。

ただし注意していただきたいのは、これらにはいずれも最適配合量というものがあることです。最適配合量を守らないがために、副作用を被る方もいらっしゃるようです。これらは本来、特定のサプリメントなどと組み合わせれば薬理効果を最大限に引き出すことができ、方法さえ分かっていれば、使用後のリバウンドリスクも抑えられます。さらには同じフィナステリド医薬品であっても、プロペシアなどは効能が出やすいけれども、わずか数カ月でリバウンドがあり後退しやすい医薬品と認識しています。

逆にプロペシアと同じ成分処方であるにもかかわらず、価格がずっと安い一部のジェネリック医薬品（特許が切れ、同じ処方で安く製造されるコピー商品）のほうが性能的に上ではないかと思えるものも実際に存在します。

プロペシアがリバウンドしやすい原因ですが、処方する側がただ単にプロペシアだけの服用を勧めているからではないかと考えられます。

薄毛が相当進行している方に対しては、まず一度、医薬品の力を借り、いったんある程度、髪を復活させることを提唱しています。その後は医薬品を減薬し、天然成分を用いた育毛商品に重きを置き換えることで生えた髪を維持していくという流れです。

本書で提唱している方法は、リバウンドリスクも考慮しながら他の医薬品とサプリメント、また育毛剤を調合し、薬理効果の複合作用を得られるものです。これにより発毛し、もう何年も順調に髪を維持されている方は数多くいらっしゃいます。

率直に述べさせていただきますと、AGAが原因で薄毛が傍目に明らかな場合、体質改善をしたり、そこらで宣伝されている話題の育毛剤だけをちょびちょびと塗っていたりしていても発毛しないのです。なぜならAGA要素で長年かけて薄毛になった場合、薄毛因子の影響に支配された状態が強すぎるので、ちょっとやそっとでは改善しないのです。

せいぜい後退のスピードを弱めるだけになるのが関の山なのです。数えきれない検証を経て、これはほぼ結論が出ています。

27ページでご紹介した写真の方は、もう10年近く前にこの方法で発毛させ、現在は自然な方法で髪の毛を維持しています。この詳しい方法や注意事項、医薬品からの脱却方法などを有料マニュアル版でご紹介しております。本書で公開すべきかどうか最後まで迷ったのですが、書籍の場合、手に取ればどうしても未成年や女性の方もふくめ自由に閲覧できます。

有料マニュアル版は極めてクローズドで、方法に関する誓約文書を一読してから閲覧を求めているため、リスクを認識していただく同意がとれるのですが、書籍の場合そうはいきません。あからさまな表現は残念ながら公開書籍では薬事法違反になってしまいます。このため苦渋の判断ではありますが、起こり得るリスクを避けるためにも、この発毛方法についての記述は有料マニュアル版に譲ることにしております。

医薬品は薄毛が進んでいることが明らかである人が使う選択肢です。もちろん医薬品なので、ずっと使い続けるのも身体に負担が大き過ぎます。しかし、一気にやめてしまうと元の木阿弥です。ですから生やした髪を維持するための工夫も必要になります。

本書は薄毛で悩み始めて間もない方を対象としておりますので、まずは男女とも薄毛や抜け毛をくい止めるために行うべきことを順番に説明させていただきました。

昨今、こうした医薬品を個人輸入されている方もいらっしゃるようですが、中国方面では模造品が紛れることが珍しくありません。育毛系の医薬品で効果がない、という方からお問い合わせをいただいたことがありますが、医薬品の出所がいかにも怪しいため、模造品ではないかと推測するしかありませんでした。模造品は健康被害に及ぶこともあるので、独自で個人輸入などを考えている方はリスクを承知のうえ充分に注意してほしいと思います。

また気をつけていただきたいのは、円形脱毛症が進んだ症状の場合、男性型脱毛症（AGA）だと誤認するケースもあります。円形脱毛症の場合、免疫疾患が原因なので、これは病院で専門医に治療してもらうことが必要です。男性型脱毛症用の医薬品は効果が出ません。円形脱毛症の場合は保険適用となります。

それでは以上をまとめておさらいしましょう。

▼自宅発毛法サーキットプログラムの例

起床時　床で30秒間正座をする

※最初の一週間は朝食を抜く。

　お腹がすく場合はバナナとゆで卵のみ。

通勤中　エスカレーターは使わず階段を使用。

　（足を鍛えるほど血流がよくなる！）

午前中　水（ミネラルウォーター、水道水）を飲む（650㎖を目安に）。

ご飯一膳もしくは食パン1枚。
ゆで野菜適量。
魚（蒸し、焼きのいずれか。油であげたものは不可）。
または鳥のササミ（100g程度が目安）。

正午

水（ミネラルウォーター、水道水）を飲む（650㎖を目安に）。
ご飯一膳もしくは食パン1枚。
ゆで野菜適量。
魚（蒸し、焼きのいずれか。油であげたものは不可）。
または鳥のササミ（100g程度が目安）。

夕方

水（ミネラルウォーター、水道水）を飲む（650㎖を目安に）。
ゆで野菜適量。
魚（蒸し、焼きのいずれか。油であげたものは不可）。
または鳥のササミ（100g程度が目安）。

麺類、ご飯類は避ける。

入浴　質の確かな育毛シャンプーを使用する。

育毛サプリや育毛剤は使用2カ月目から効果が得やすくなると考えます。

カレー、ラーメン、カツ丼、牛丼、イタリアン、フレンチ。周りは美味しそうな食べ物で溢れています。デパートの地下にでも行けば、美味しそうなスイーツも山のようにあります。

これらと縁を切るのは辛いかもしれませんが、本気で身体を浄化したいのであれば忘れてください。これらの食べ物、特にスナック、清涼飲料水、スイーツはあなたの身体を破壊するものです。

もちろんどうしても我慢できなければ週1回程度、食べても結構ですが、丸ごと食べようとせず、少し残して捨てる。そして翌週同じことがあれば、一口、二口食べて我慢する。翌々週は食べず、翌月から月1回で我慢する、など、徐々にこうしたジャンクフード等とは決別するようにしてください。

しっかり行っても身体の浄化には2カ月程度掛かります。

この頃になると身体は慣れてくるので、甘いものや脂っこいものは欲しくなくなってくると思います。身体の毒素も排出されてくる頃です。汚れたドロドロ血も解消してくるので、血流もよくなり、頭皮下の毛根まで綺麗な血が流れこんでくるようになります。

毛根には、綺麗な血液に充分な栄養が運ばれ、頭皮や髪も回復しやすくなります。

一日の生活スタイルの例をだしてみましたが、どうでしょうか？

簡単ですよね？

闇雲に色々な育毛法を試すよりも、まずこの自宅発毛サーキットプログラムから始められても遅くはないはずです。

第6章

育毛のダークサイドを知る

この章については正直、書くべきかどうか悩みました。

なぜならせっかくあなたが色々な育毛剤を試して、発毛に向けて努力していることに水をさすことになりかねないからです。しかしこのお話をすることで、将来大きな間違いをおかさずに済むと思い、あえて書くことにしました。

育毛業界では、薄毛に悩む見込み客に対しては、できるだけ早く商品購入を促すようになっています。

自身が悩むばかりに、その気持ちを読み取られて売り込みをかけられるということは、非常に不本意だと思います。

「万一これを使わないと手遅れになりますよ」

もはや不安を煽る脅迫に近い。

育毛業界だけでなくさまざまな業界は売上を上げることが目的であって、お客様と仲良くすることが目的ではない。お悩み業界はその時の悩みをもつお客様の感情を上手に扱うことには非常に長けています。

化粧品業界でもお客様のお肌のお手入れ方法をアドバイスするのが目的でなく化粧品を売るのが目的です。

お互いの利害関係が一致するから成り立ちます。

ですが私たちは同じようにお客様が集まっても売上のための見込み客という扱いはしてきませんでした。

「人の目が気になる」

「毎日抜け毛の数でストレスになっている」

「髪のある人生を取り戻したい」

「今までの育毛の苦労には果たしてどんな意味があったのか?」

そうした悩みの解消のためにサポートしてきたつもりです。

自分なりに思い出してみてください。

今の状態より髪が維持できるなら成功と思っていただきたいし、これから髪が充分に生える可能性も勿論あります。

この本を読んで「あなたたちの言っていることはとても信じられない」そう言われる方もも

しかしたらいらっしゃるかも知れません。実際、育毛や発毛に関しての解決法は、今なお完全には解明されていないのです。まだまだ中途半端な世界です。そのような中で、これまで指導した大勢の方が、薄毛の状態から実際に充分な髪を取り戻したことは事実です。

発毛成分ミノキシジルや医薬品のプロペシアでさえ、なぜ髪が生えたのかの詳細なメカニズムはまだ解明されていないのです。他の目的で開発されてきた医薬品が、副作用の副産物として偶然に髪が生えてきたために発毛剤として知られるようになっただけです。

薄毛の原因と解決法を解明すればノーベル賞と昔から言われており、もう1世紀近く研究が行われていますが、解明にはまだまだ多くの謎が隠されています。そんな状態のなかで育毛商品各社がしのぎをけずりあっているのです。

育毛知識に詳しいが髪が生えない人の共通点

ネットの普及により、育毛の知識だけは豊富ですが肝心の髪が生えない人は沢山います。そんな方はネットの情報だけを鵜呑みにしていないでしょうか？　育毛情報については、その情報源が確かなのか見極めないとリスクだけが当然高くなります。中には〝愉快犯〟が無責任な情報を発信するケースも本当に多いからです。

掲示板で注目を集めることだけを目的に、最近では個人がまことしやかに医薬品の服用方法を語ったり購入を勧めたりしています。アフィリエイト等がこの偏った情報の氾濫に拍車をかけているのもご存じでしょう。

ホームページやブログで商品を紹介することで手数料が得られるために使ったこともない商品であっても、さも効果があるかのように紹介しているケースが本当に後をたたないのです。

育毛ローション等、塗布しても健康に被害が懸念されないものならまだしも、医師でないのに医薬品などを誰もが見られる公開ページで紹介するのは、もちろん薬事法違反になります。使用者にとって重篤な健康被害を起こす可能性もあり、こうした使用については注意を払うべきです。ましてやアフィリエイトの小遣い稼ぎ目的のために安易に紹介するべきものでもありません。

自家製育毛剤の作り方等というものも時々話題にのぼっています。柑橘類等の話を前の章でもお話ししましたが、自家製育毛剤の場合は頭皮や毛穴を傷める方も少なからずいらっしゃいます。これは自己責任だとしかいえません。

たくさんの情報が簡単に入手できるようになりましたが、その情報はしばしば人を欺くために利用され流されることが多い。

使ってもいないのに「効果があった」「売れ筋1位」など販売目的のために戦略的に流される情報もたくさんあるのです。そこには売って儲けるための思惑しか見えてきません。

これらに惑わされないように、そして本物の情報だけを味方にして貴方自身を守るために知識武装しなくてはならないと考えます。

育毛業界に身をおく人間はたくさんの育毛情報を毎日収集していますが、「どんな情報か？どんな商品か？」よりも、「誰からの情報なのか？」を重視しています。

つまりその情報の精度や正確性は、どこの誰から来た情報なのかを知るだけでもおよそ分かるからなのです。

こんなこともあります。育毛専門家を名乗って久しい販売者の方が、育毛に詳しい一般の方でも知っている専門用語を間違って繰り返し使用していた。あからさまに目立つ間違いなのに不思議に思っていたが、あるとき、一般の方が転用していたブログの中にもまったく同じ用語が使用されていたのです。真相は分からず断定はできませんが、「自称専門家であったら」と考えると、情報発信者を知る重要性は高いと言えるのではないでしょうか。

だからみなさんもある情報を見かけたらその情報を鵜呑みにせず、誰が流した情報なのか？　その情報は何なのか？　を重視していただきたいと思います。

期待はずれが大成功

「いやー今までカツラや育毛剤には、高級外車を買えるくらいにお金を使ったよ」

「髪の毛、生えたか？」

「全然。生えるどころか日々薄くなるだけ」

「新しい育毛剤が新発売されたからどうですかって？　もうこりごりだよ」

こういった方は後をたたないのです。

育毛サロンで総額700万円を使った方もいますが、やはり同じ意見しか聞こえてきません。

最近では薄毛に悩む人に向けたヘッドスパなどもよく見かけますが、一部のヘッドスパはすでに述べたとおり、薄毛を助長します。

ヘッドスパなどで頭皮をマッサージされれば確かに気持ちいい。リラックスできるし、施術者がキレイな女性なら男性は二重のよろこびでしょう。だからそのビジネスが成立しているサロンは数多く存在しますがヘッドスパ選びには注意していただきたいものです。

緊張して硬くなった頭皮を優しくマッサージしリラックスさせることが重要ですから、そうしたことを理解しているヘッドスパ施設を選択することが重要です。

ただそれで髪が生えるどころか、かえって薄毛を助長しかねないとすれば、育毛のためという札を掲げるべきではないと思います。

また髪に人工毛を結びつける増毛技法もありますが、なんと最近では美容室等でも気軽に行われているようです。

抜け毛で薄くなっている髪は弱々しくなっています。その弱々しい髪の1本の毛に数本の毛束を結びつけるわけですから、せっかく生えている弱々しい髪への負担は相当なものがあります。

しかも髪は自然に伸びます。

そして、増毛の結び目は徐々に上にきます。

そこでブラッシングすると、クシに結び目が引っ掛かるのは当然ですね。せっかく生えている髪もろとも抜け落ちることになります。冷静に考えれば誰しも髪に負担がかかると理解できるでしょう。

しかし、それをも判断できなくするのが広告です。増毛法で抜け落ちた髪が多くなれば、手のほどこしようがなくお手上げ状態。

最後に待っているのは、「カツラ」……という流れです。

本来はカツラにしたくないから、とりあえず最初の気軽なお試し増毛にしたはずが、最終的にはカツラの契約の流れにもなりかねない。その後はそのままカツラの人生。カツラ業界が悪いという意味ではありません。病気や怪我でどうしても髪が生えないとか、大やけどで毛根そのものが死滅してしまい二度と髪が生えない。そんな方には非常に有効で重要なものであります。

しかし、わざわざ高額なカツラの契約を取るために、カモフラージュとして増毛キャンペーン等をやるのは抵抗を感じます。

付け加えておきますが、お客様が求めているのであれば全く問題はありません。

しかしここから再度見ていただきたい。過去幾度も嫌な思いをされたお客様に、

「一度、弊社の育毛法を試してみますか？」

そうお伝えしてもまず信用はしていただけません。

それはそうでしょう。これまで散々お金と時間と大切な髪を犠牲にしたのですから仕方のな

いことです。

しかし私たちはこうしたお客様を含め不特定多数のメルマガ読者を募り、3名を無料モニターに選び参加していただきました。条件はあからさまに薄毛だと分かる男性。その結果がこれです。

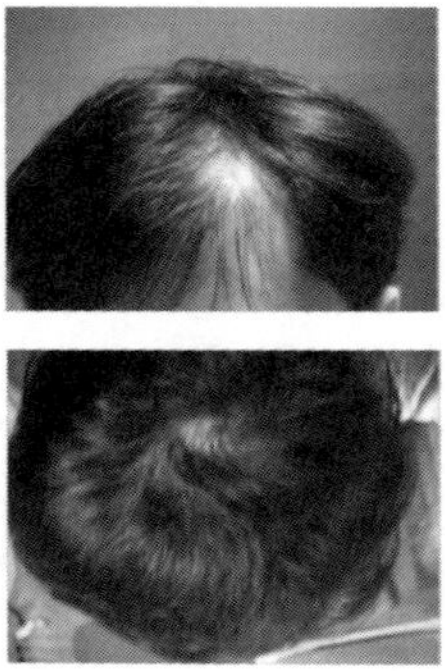

広島のKさん 開始前

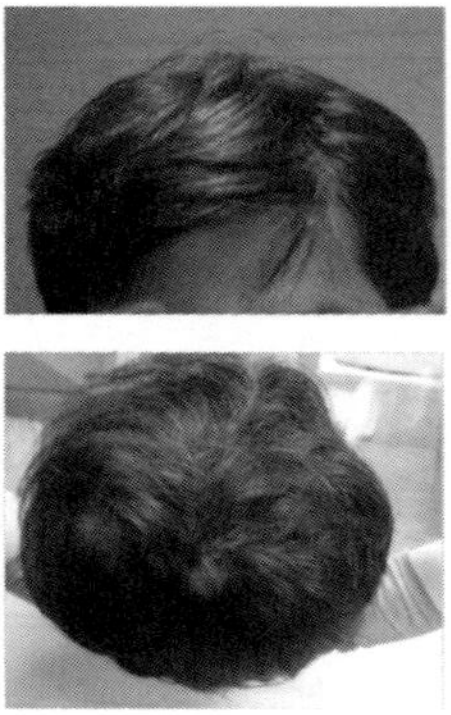

約3カ月弱での改善状況
← 2012年7月上旬

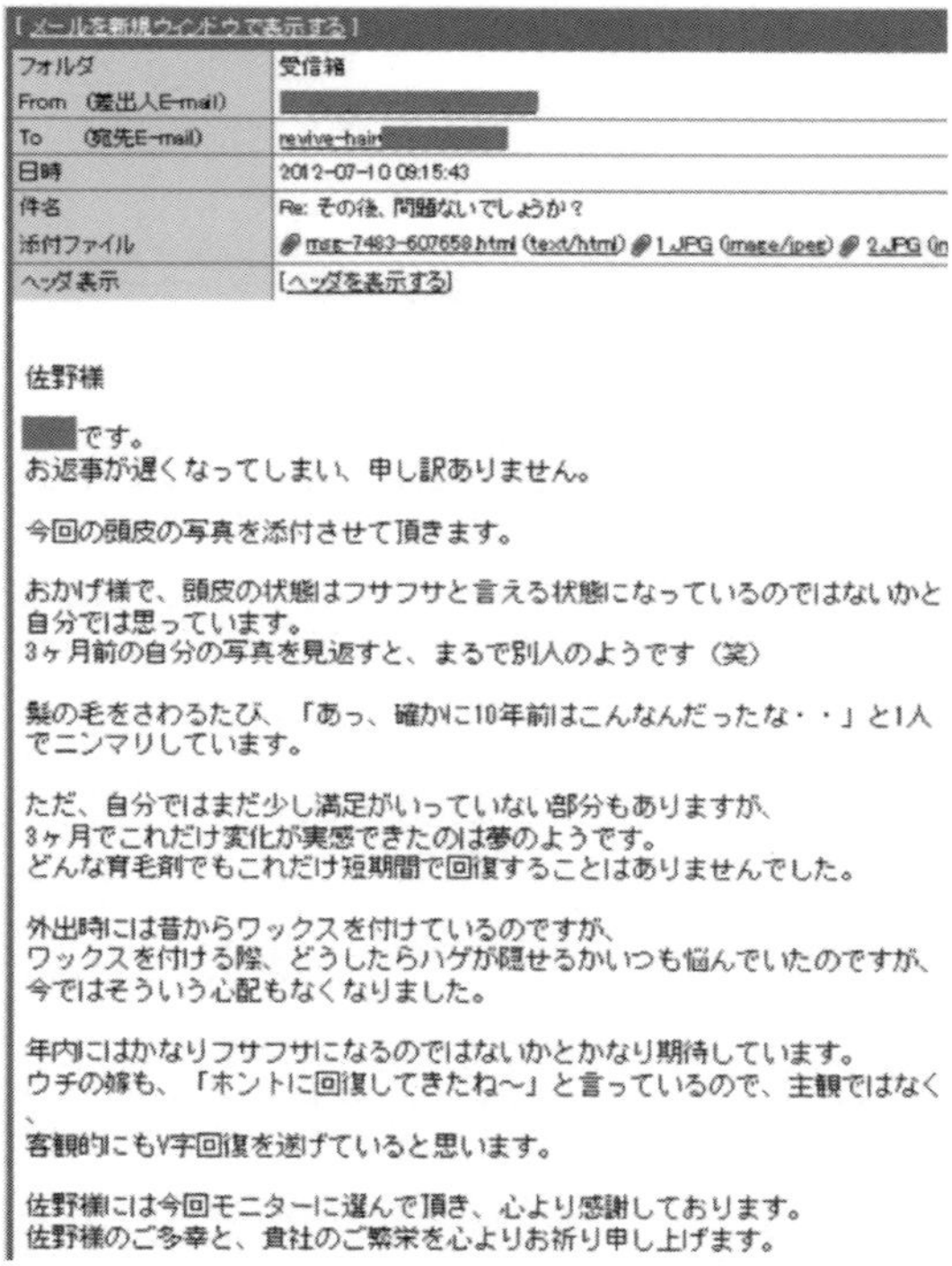

[メールを新規ウィンドウで表示する]

フォルダ	受信箱
From (差出人E-mail)	[redacted]
To (宛先E-mail)	revive-hair[redacted]
日時	2012-07-10 09:15:43
件名	Re: その後、問題ないでしょうか？
添付ファイル	msg-7483-607658.html (text/html) 1.JPG (image/jpeg) 2.JPG (i
ヘッダ表示	[ヘッダを表示する]

佐野様

[redacted]です。
お返事が遅くなってしまい、申し訳ありません。

今回の頭皮の写真を添付させて頂きます。

おかげ様で、頭皮の状態はフサフサと言える状態になっているのではないかと
自分では思っています。
3ヶ月前の自分の写真を見返すと、まるで別人のようです（笑）

髪の毛をさわるたび、「あっ、確かに10年前はこんなんだったな・・」と1人
でニンマリしています。

ただ、自分ではまだ少し満足がいっていない部分もありますが、
3ヶ月でこれだけ変化が実感できたのは夢のようです。
どんな育毛剤でもこれだけ短期間で回復することはありませんでした。

外出時には昔からワックスを付けているのですが、
ワックスを付ける際、どうしたらハゲが隠せるかいつも悩んでいたのですが、
今ではそういう心配もなくなりました。

年内にはかなりフサフサになるのではないかとかなり期待しています。
ウチの嫁も、「ホントに回復してきたね〜」と言っているので、主観ではなく
、
客観的にもV字回復を遂げていると思います。

佐野様には今回モニターに選んで頂き、心より感謝しております。
佐野様のご多幸と、貴社のご繁栄を心よりお祈り申し上げます。

Kさんからのメール

埼玉のJさん開始前　2012年3月上旬

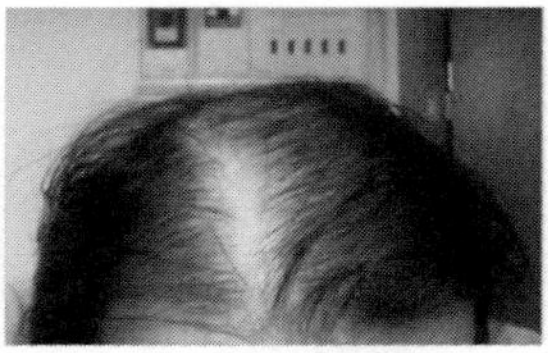

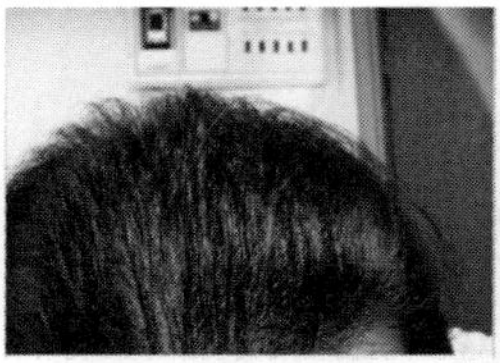

4カ月弱での改善状況
←2012年7月上旬

Jさんからのメール

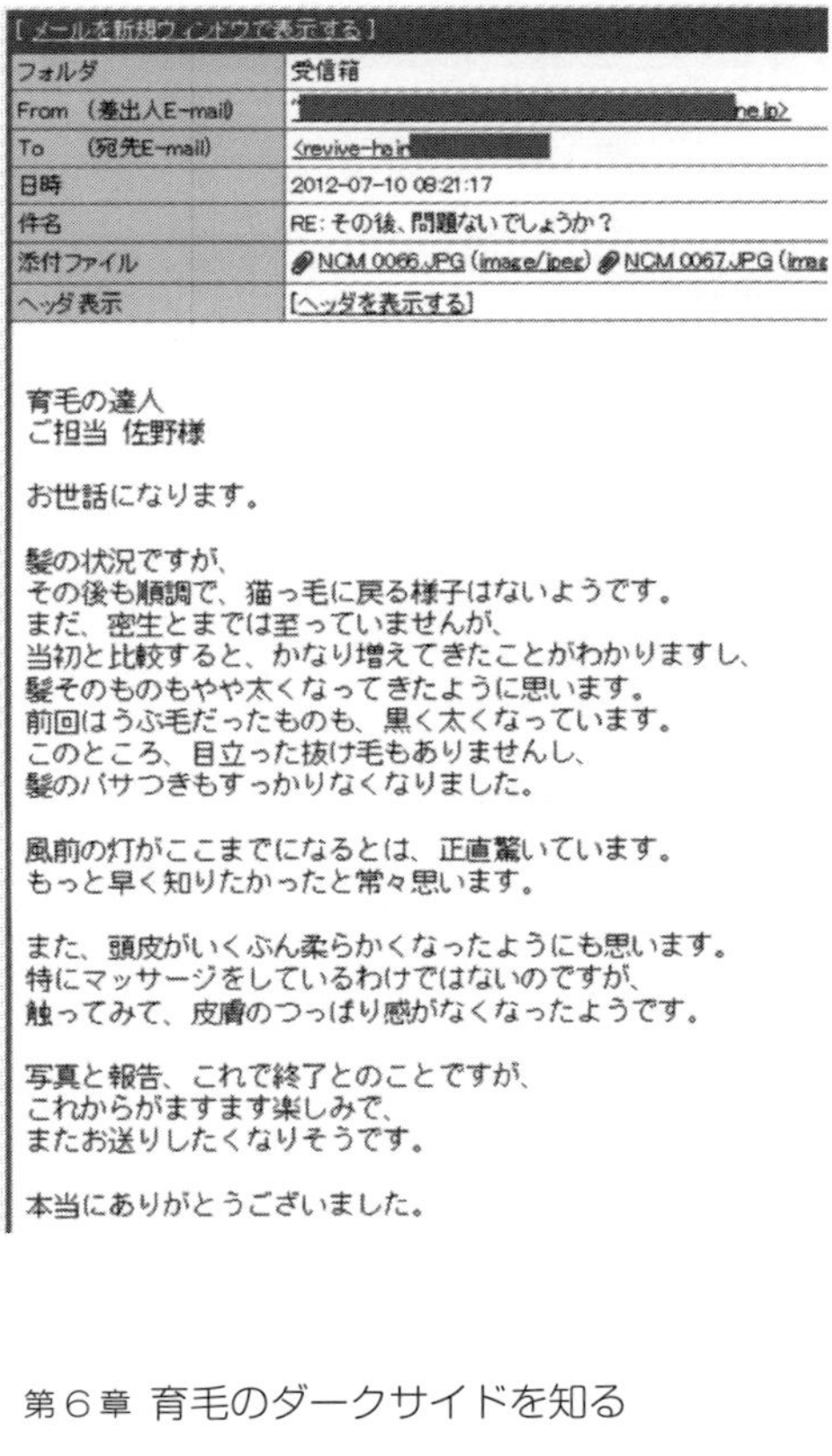

[メールを新規ウィンドウで表示する]

フォルダ	受信箱
From （差出人E-mail）	"[redacted]ne.jp>
To 　（宛先E-mail）	<revive-ha[redacted]
日時	2012-07-10 08:21:17
件名	RE: その後、問題ないでしょうか？
添付ファイル	NCM 0066.JPG (image/jpeg) NCM 0067.JPG (imag
ヘッダ表示	[ヘッダを表示する]

育毛の達人
ご担当 佐野様

お世話になります。

髪の状況ですが、
その後も順調で、猫っ毛に戻る様子はないようです。
まだ、密生とまでは至っていませんが、
当初と比較すると、かなり増えてきたことがわかりますし、
髪そのものもやや太くなってきたように思います。
前回はうぶ毛だったものも、黒く太くなっています。
このところ、目立った抜け毛もありませんし、
髪のパサつきもすっかりなくなりました。

風前の灯がここまでになるとは、正直驚いています。
もっと早く知りたかったと常々思います。

また、頭皮がいくぶん柔らかくなったようにも思います。
特にマッサージをしているわけではないのですが、
触ってみて、皮膚のつっぱり感がなくなったようです。

写真と報告、これで終了とのことですが、
これからがますます楽しみで、
またお送りしたくなりそうです。

本当にありがとうございました。

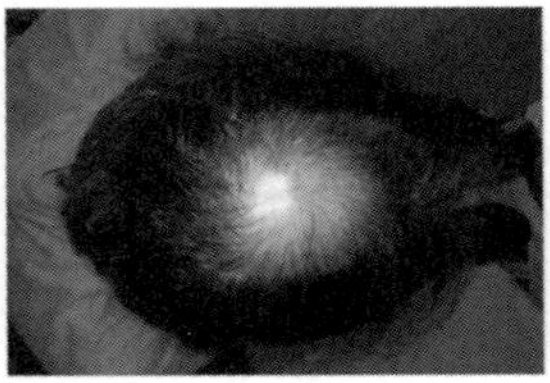

長野のＭさん　２０１２年３月上旬

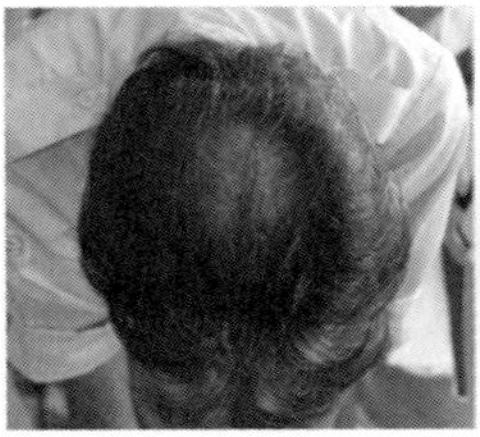

約４カ月弱での改善状況　←２０１２年７月上旬

Ｍさんからのメール

[メールを新規ウィンドウで表示する]

フォルダ	受信箱
From （差出人E-mail）	[redacted]>
To （宛先E-mail）	<revive-hair[redacted]
日時	2012-07-11 10:06:11
件名	Re: その後、問題ないでしょうか？
添付ファイル	2012.7.11-1.JPG (image/jpeg) 2012.7.11-3.JPG (image/jpeg) 201
ヘッダ表示	[ヘッダを表示する]

育毛の達人　佐野様

ご連絡ありがとうございます。

その後ですが、写真を見ていただくと解るとおり、
育毛モニターを始めた頃に比べると頭頂部の薄毛が二回り程小さくなっている感じです。

生えてまいりました。育毛マニュアルの効果絶大です。
「あんなにみすぼらしかった頭頂部が」と家族も驚いております。
佐野様、ありがとうございます。
でも、まだまだ生え尽くされたわけではありませんので、
この先も努力してまいります。

育毛マニュアル推奨の塗布液も６月２８日から始めました。
よりいっそう期待しております。

追伸　その後のご報告と写真送付が今回で終了ということですが、
現在、一定の成果を得られましたが、あと二か月の成果を見ていただきたいと思っておりましたので残念です。

育毛マニュアルモニター　[redacted]

感想と写真を見ていただければお分かりかと思いますが、みなさんが喜んでいらっしゃいます。

薄毛に悩む人をカモるメーカー、そのメーカーをカモる業界

少々ショッキングな見出しかとは思いましたが、現実的なことをみなさんにお伝えするためにはベストだと考えました。

育毛メーカーは、薄毛に悩む人をお客様として獲得するために必死になっています。もちろん誇大広告で騙したりしなければ何ら問題はありません。しかし、これがある一線を越えて誰かがルール（薬事法表記）を破ると、途端に育毛業界はルール無しの誇大広告ばかりの世界になってしまうのです。

そして最近、そのルールが破られてきていることも事実です。

育毛メーカーは、薄毛に悩む人をターゲットにします。

逆に育毛メーカーをターゲットにする業界もあるのです。

それが、媒体等の業界ですが、私たちにも毎日10件以上の営業電話があります。

毎日違う業者からこんな電話があります。

「御社の育毛商品をぜひとも取り上げさせていただきたい」

だいたいみな同じ文句です。

数年前から電話は受付を通すシステムにしているので直接は話さないのですが、内容を後から聞くと毎日このように同じ内容の営業電話が後をたちません。

「商品を取り上げさせていただきたい」

と相手が言っているのだから、もったいないのでは？　そう思われる方は多いかと思います。

しかし実はカラクリがあるのです。

「取り上げさせていただきたい」

これは純粋な取材ではありません。

実は、お金のかかる広告を出しませんか？　という誘いなのです。

こんな感じで広告業界は育毛業界だけでなくさまざまな業界に営業をしています。

もちろんそれも悪いことではありません。「広告を出しませんか」とオファーして商談成立しているので広告業界がなりたちます。広告があって私たちは色々な情報を取り入れることもできるわけです。しかし、いわゆる「お悩み系」の業界は広告費用が実に高いのです。

ダイエット、育毛、モテたい、ワキガ等々、「お悩み系」のネタは数えきれないほどたくさんあります。

こういったお悩み系商材を販売している会社に、

「取り上げさせていただきたい」

と営業をかければ、お悩み商材の販売会社は話を聞いてくれやすいわけです。

仮に広告の営業だと分かった後でも、反応が良さそうな広告だったら販売会社は食いつきます。だから業者も必死になっているというのが現実です。

著者の会社は、広告は一切お断りさせていただいています。

取材依頼も実はテレビや雑誌等での依頼も結構あります。

しかし取材に関しても一度はどんな理由であれ、お断りさせていただいています。

なぜなら、薄毛というナーバスな悩みを抱えるお客様を視聴率や広告の利用にされたくないという思いが第一にあるので、基本的にお断りという方法をとらせていただいているのです。

最近、テレビで弊社が協力した番組があります。

番組名はちょっとお教えできないのですが、この番組制作会社からは何度も依頼があり当初はお断りしました。しかし、

「薄毛に悩む人が悪徳育毛業者に騙されないために」

とのお願いで、その言葉で、弊社も協力しました。

私たちのサイトを見て「これだ！」と選んでいただけたのかも知れません。

熱意のあるオファーであれば弊社も協力させていただきたいと思っています。ですが最近の広告営業はその心がないというか、単なる金儲けのネタにしか見受けられない感じがします。

そんな業者の広告の育毛商品が良いかどうか、決めるのは自分自身ということです。

第7章

育毛クリニック治療の実態

育毛クリニックでもランクがある

育毛クリニックでも色々なランクがあるのはご存じでしょうか？

発毛協会の認定医や毛髪治療についても技術ランクがあります。私たちは医師ではないので発毛協会の認定医ではなく発毛診断士という認定をもらっています。

毛髪治療そのものは医学界ではそれほど重要視されてはいませんでした。

しかし1990年代ころから少しずつ研究が進み、現在の薄毛治療で有効とされる手段はプロペシアが脚光をあびています。実はプロペシアだけでは解決になりません。これまでの章でもお話ししたとおりプロペシアそのものが問題の根源を解消する最終解決ツールではないからです。

薄毛に関する世界の論文ではこんな見解もあります。

薄毛の人はステムセルが減少している状態。ステムセルが働いてない状態で休止しているだけというもの。

ステムセルとは幹細胞を指しますが、幹細胞とは他の細胞の元になる特殊な細胞で、自分自身の分身を増やす複製能力と他の細胞に成長する能力があるとされています。

幹細胞は新陳代謝が活発な臓器に存在しており、毛の成長にも幹細胞が関与しているといわれています。2011年から12年ころにはこのステムセルという言葉が化粧品業界やさまざまな業界でトレンディー俳優のように脚光を浴び始め、各社がこれまでに色々な製品を作っていました。ですが最近はトレンディーでなくなったのか聞きません。

成長ホルモンの数が多ければ多いほどステムセルを修復することができます。最近では「皮内脂肪系細胞が毛包幹細胞を活性化させるのに大事ではないか」とも言われていて、毛髪治療の現場の医師の方々も、薄毛治療について研究されています。

一方、どうしたら育毛剤が売れるかとマーケティングの勉強をしているのが育毛メーカーです。しかし、販売の勉強ではなく、薄毛や育毛業界に携わるなら、お医者さんレベルでなくても、せめて発毛協会の認定くらいは取得しておきたいところだと思うのです。それが当たり前だと思うのですが、残念ながら育毛業界の風潮はそうではありません。

話を薄毛治療に戻しますが、脱毛症には円形脱毛症や男性型脱毛症などがありますが、アンドロゲン脱毛症と言われるタイプの脱毛症が昨今では増えています。アンドロゲン脱毛とは、

男性型脱毛症診療ガイドライン（2010年版）

Clinical Question	推奨度
CQ1　男性型脱毛症にミノキシジルの外用は有用か？	
（CQ1.1）男性の男性型脱毛症	A
（CQ1.2）女性の男性型脱毛症	A
CQ2　男性型脱毛症に塩化カルプロニウムの外用は有用か？	C1
CQ3　男性型脱毛症に医薬部外品・化粧品の育毛剤の外用は有用か？	
CQ3.1 t-フラバノン	C1
CQ3.2 アデノシン	C1
CQ3.3 サイトプリン・ペンタデカン	C1
CQ3.4 セファランチン	C2
CQ3.5 ケトコナゾール	C1
CQ4　男性型脱毛症にフィナステリド内服は有用か？	
（CQ4.1）男性の男性型脱毛症	A
（CQ4.2）女性の男性型脱毛症	D
CQ5　男性型脱毛症に植毛術は有用か？	
（CQ5.1）自毛植毛術	B
（CQ5.2）人工毛植毛術	D

いわゆる世間一般で言われる「若ハゲ」です。言葉に抵抗感があると感じ、あえてアンドロゲン脱毛と言わせていただきました。

アンドロゲンレセプターとＤＨＴが結合することでアンドロゲン遺伝子に薄毛指令が出る仕組みで、この感受性が強いほど薄毛になりやすいのです。

男性なら生え際や頭頂部分が薄くなる男性型脱毛症。女性なら慢性脱毛症となります。

アンドロゲン脱毛やびまん性脱毛症になると、育毛クリニックに通うか、それとも自宅で何とか対策ができないか、とても悩まれるのではないかと思います。

どう判断すればよいかは、日本皮膚科学会の男性型脱毛症の治療のガイドラインというものもありますので、より詳しく確認したい方はネットで検索してみるのも良いと思います。

ここでもミノキシジルの外用は「A判定」。すなわち強く勧める値とされています。男女ともにA判定です。

一方、内服薬のプロペシア等のフィナステリドにおいては男性であれば「A判定」、女性では「D判定」となっています。つまり女性は使用してはいけないレベル判定となっています。

植毛に至っては、自毛植毛は「B判定」。まずまず勧められるというレベルです。また人工毛植毛に関しては残念ながら「D判定」。勧められないという判定です。

このガイドラインは検索すればだれでも見ることができます。ガイドラインに照らし、自分の薄毛治療に関しても調べて基準が分かると思います。

薄毛治療にはやはり医薬品なのか？

先のガイドラインだと、女性の場合、ミノキシジルしか治療方法が無くなってしまいます。副作用の心配があるからでしょう。男性の場合でもミノキシジルとフィナステリドだけです。

何とも、希望のない話です。

気休めという言葉がピッタリでしょう。

高いお金をかけて、しかも育毛クリニックに行くまでの気持ちと時間を考えると何とも拍子抜けしてしまいます。

しかし毛髪治療を最先端治療として勉強されているクリニックは違います。最近、毛髪クリニックでは成長因子を用いた発毛にも力を入れているようです。成長因子とは、
①細胞の増殖の活性化。
②細胞活性のためのスイッチをONに。
③コラーゲンやエラスチン生成。
等々、毛髪再生に必要な要素がたっぷりつまっています。

さすがはお医者さん、というレベルにまで毛髪再生を研究されています。ですから、クリニック選びは重要です。

最近では化粧品にも成分が使用されていて、成長因子という言葉はかなり知られてきています。弊社でも数年前からこの成長因子はいち早く取り入れて育毛ローション等の取り扱いをしましたが、確かに改善の手ごたえを感じました。

しかし問題は値段が高いことです。現時点ではとにかく高価すぎ、商品化は現実的ではありません。

また成長因子にもさまざまなタイプがあります。

ＥＧＦ［ヒトオリゴペプチド１］

ＫＧＦ［ヒトオリゴペプチド５］

ＶＥＧＦ［ヒトオリゴペプチド11］

ＴＧＦ［ヒトオリゴペプチド14］

少しリストアップしただけですが、実際には成長因子にはかなりの数が存在します。例えるならば、家族や親戚、従兄弟や又従兄弟などのような関係の成長因子ファミリーがあり、その親戚まで含めると実に多い。成長因子が入った育毛ローションを使ったからといっても、全ての成長因子が毛髪再生に役立つとは限らないのです。

逆に毛髪再生には無いほうが良い成長因子もあるわけで、この見極めのための研究が大切になってきます。私たちもある程度は理解していますが、詳細は医師による研究レベルであり、残念ながら公にはできないため割愛させていただきます。

成長因子は男女兼用で、副作用なく健康な頭皮をつくることで、薄毛因子であるＤＨＴから毛包を保護します。弱った毛包はＤＨＴの攻撃の餌食になるので、これを健康な毛包にしてＤＨＴに狙われにくくするというアプローチとなります。

クリニックでも取り扱っているのですが、やはり値段が高いのです。また頭皮に成長因子やミノキシジルを注射する方法もクリニックでは行っているのですが、値段が極めて高価なため、限られた方しかメリットを享受できないようです。

どのクリニックでもそうですが、行えば１００％生えるということはないですし、すぐに髪が生えるというものでもありません。クリニックに通う場合でも、最低6カ月は通院や医薬品の治療に必要です。進行度合いによっては1年から3年かかる場合もありますので覚悟しておいてください。

生えたあとは？

やり方次第にはなりますが、単純にフィナステリドやミノキシジルを使用した場合、リバウンド脱毛が起こるケースが後をたちません。生えた後は毎日フィナステリドの服用はしたくないのは、誰もがかかえる悩みでしょう。機械的に処方されたプロペシアを服用していただけでは、まず間違いなくリバウンド脱毛は起きます。

ですから、アフターフォローのできるクリニック選びを前提にすることをおすすめします。「生えたから終わり」ではなく、リバウンド脱毛が少ない進め方、そして生えた後もリバウンド脱毛で悩まない髪の維持をすることが、薄毛に悩む人間にとっては最重要だからです。ここが大切ですね。

優秀な毛髪クリニックでは、効果が出ても一定期間はプロペシアなどの内服薬を継続しながら患者の自然育毛力を高める努力とシステムを日々研究しています。医師たちも患者の薄毛の進行が激しいと毛髪再生は大変なのです。

第2章にもあるハミルトン・ノーウッドの図を思い出していただきたいのですが、薄毛の進行が4期から5期になるとプロペシア等の医薬品だけでは進行を止めることが難しくなってきます。

プロペシアは2期から3期で効果が認められます。プロペシアは5α－リダクターゼによってDHTに変化する男性ホルモンを抑制する働きでしかないからなのです。

薄毛に悩み始めた方は親切なお医者さんの元を訪れプロペシアの説明を受けます。

「男性ホルモンには良い男性ホルモンと悪い男性ホルモンがあって遺伝的に悪さをするホルモンが多い人が薄毛になりやすいんですよ。プロペシアは悪さをするホルモンを止めて良い男性ホルモンの状態のままで止めて、健康な人と同じホルモン状態にするんです」

初期の薄毛に悩む人はこんな感じでお医者さんから説明を受け、プロペシアを処方してもらうことになります。

今は「塗る」から「飲む」の時代になってきています。ほんの数年前に見た育毛剤のキャッチコピーで「駆逐艦ミサイルのように毛根に直撃」というものがあったのを覚えています。これからは、こんな大袈裟なキャッチコピーは下火になるでしょうし、研究が進み一般人にも公になれば、毛根に直撃で発毛するなんてあり得ないと理解できるようになるでしょう。

育毛、薄毛治療はシンプルで分かりやすくなりつつあります。

育毛は内側からと外側から。

生活スタイル、食生活も変える。

そして半年は根気強く試す。

初期の薄毛に悩む人であれば、育毛サロンではなく医師の資格のある毛髪クリニックに行くべきです。親身に相談に乗ってくれるので、さほどストレスを感じなくてすむでしょう。ただそれ以上の進行であるならば、一度はこの本の内容を試していただく価値はあるかと思います。

人類史上、初めて人類を月面に到達させた宇宙飛行船アポロ11号が月に到達したのは１９６９年のこと。現代は民間宇宙旅行や宇宙の居住も現実化してきている。しかし人体の謎はまだまだ解明できておらず、ガンなど現在でもなお根治の方法が解明されていない病は世界中が躍起になって治療法を研究しています。

薄毛の治療法はまだ国ぐるみで本気で取り組んでくれる段階ではありませんが、ひとつハッキリしていることは、ゆっくりではありますが何が薄毛解消に有効かの回答には近づいているということです。

まだまだお話ししきれないことはたくさんありますが、あなたの育毛に関する知識が少しでも増え、今後に生かすことができるようなら幸いです。もう誇大広告には惑わされず、正しい理解をもつ人が少しでも増えることを願っております。

（特典）無料書籍「育毛サロンの裏側」（ＰＤＦ版）を進呈します。

http://ikumou.gt.shopserve.jp/

右記ページの中段付近にある「育毛の達人からのお知らせ」の項目の中からダウンロードが可能です。

Q&A 悩んだ挙句にやはりもっと知りたい質問集

これまでにいただいたご質問の中から、いくつか抜粋しご紹介いたします。

あなたが今、このときに疑問に思っているかもしれない内容も含まれているかもしれないので、興味がありましたら目をとおしてみてください。

◆質問1

AGAの場合、短く細い抜け毛が多くなるという話を聞きますが、自分もお風呂で髪を濯ぐと1～2cmくらいの短い抜け毛が30本くらい抜けていました。

自分のほとんどの髪は10～15cmなので明らかに短い抜け毛はすごく気になっていました。

プロペシアの服用をやめて1週間くらいになりますが、その短い抜け毛が倍の60本になりました。この抜け毛は続くのでしょうか？　また、自分の抜け毛は短いですが、細くはありません。ＡＧＡでしょうか？

回答1

ＡＧＡ判定につきましては血液検査等でないと正確には断定できませんが、これまでの内容をお聞きする限りではＡＧＡ要素と思われることが多々あります。医薬品服用の中止で抜け毛が増えるのはＡＧＡの可能性が高い証拠だと思います。休止中は、最初の１週間ほどはある程度抜け毛が進むと推測されます。これも断言できませんが、抜け毛は、服用を中止している間はコンスタントに増減を繰り返すと考えられます。

質問2

プロペシアを半年くらい前から服用しています。
しかし、短く細い髪が抜けるのが止まりません。

頭頂部から前頭にかけて髪が濡れると地肌が見えて薄いと感じます。
それでも改善しますか?

回答2

医薬品に関しては難しいところがあります。他の医薬品やサプリメントとの相性や調合服用量によりリバウンドが出たり、数カ月で頭打ちになったり、そのあとは抜け毛が止まらなくなります。特にプロペシアは数カ月で効能が落ち、脱毛リバウンドも強いように思われます。このため、リスタートは一度服用してこられましたプロペシアとミノキシジルの成分を身体から出しきっていただくことから始めます。およそ2~3カ月で医薬品が抜けますのでそこから改めてスタートしていただきます。

質問3

DHTについてですが、プロペシアはDHTを抑える薬ですよね? DHTの働きは皮脂を分泌し発毛の邪魔をするということなのですが、では乾燥肌の頭皮の人には逆効果ではないでしょうか？

回答3

薄毛を誘発するのは過剰皮脂分泌が直接の原因ではありません。薄毛の原因は男性ホルモンテストステロンをＤＨＴ（ジヒドロテストステロン）へ変換する5α−リダクターゼです。フィナステリド成分であるプロペシアは5α−リダクターゼを抑制しますが皮脂の分泌は抑制しません。近年、ネットで誤った情報が多々記載されていますが、フィナステリド自体は乾燥肌に影響することはありません。

質問4

私は40歳手前の男性ですが頭頂部分は完全にハゲており、前頭部もスカスカの状態です。

現在、皮膚科でプロペシアを処方してもらい2年ちょっと経ちましたが劇的な変化がありません。

◇回答4

2年も経過して劇的な変化が無いようでしたら、今後もプロペシアを続けられたとしても大きな改善は期待できないと思います。過去、プロペシアに関するお問い合わせは大変多くいただいています。当方の検証ではプロペシア単体ではリバウンドによる副作用（脱毛や耐性）が強いようでお勧めしていません。

◆質問5

女性は医薬品でのアプローチができないとのことでしたが、バンドガールやスピロノラクトンなどはいかがでしょうか？

回答5

何年か前にバンドガールを女性のご希望者の方に使っていただいたことはありますが、改善は困難なようでした。女性の医薬品アプローチは推奨していません。

質問6

毎日髪を洗うのにまだ戸惑いがあります。僕は乾燥肌なのでそれでもやっぱり毎日洗った方が良いでしょうか？　髪が抜ける数が増えるような気がします。

回答6

一般的には毎日の洗髪が好ましいです。頭皮の炎症や乾燥肌ということでしたらまずは様子を見るために、1日おきで洗髪してみてください。

質問7

私は5年ほど前から脂漏性皮膚炎であり、ここ1年間は特に症状がひどく、湿疹や痒みを伴っています。また前頭部がM字に後退しており、皮膚科ではAGAも進行していると言われプロペシアを処方されています。しかしM字は後退する一方でなかなか効果がありません。皮膚炎が治まり抜け毛が減って髪が生えることを望んでいます。

回答7

プロペシア自体は、5α-リダクターゼ阻害薬と呼ばれており、5α-リダクターゼという酵素を抑制する作用があります。プロペシアの適用患部は頭頂部とその周辺のみとされており、生え際、M字などにはあまり効果は期待できません。

皮膚炎の症状は程度や進行具合、重度をお医者様に判断していただき、処方薬で治療することが先決です。皮膚炎の治療中は本格的な育毛は同時進行できません。全く効果を感じなくても当然かと思います。皮膚炎の治療が優先事項でしょう。

同時にプロペシアを薦めるのも如何なものかと思いますが、プロペシア単体そのものの摂取は耐性や反作用を起こしかえって脱毛しやすいケースが多くあるようです。

質問8

1年の季節の中で、夏は髪が減る時期でしょうか？

回答8

夏かどうかはあまり関係なく、むしろ季節の変わり目で抜け毛が多くなる方が少なくありません。

質問9

頭皮の痒みについて、ミノキシジル塗布液をつけると翌日には発疹、痒みが生じるようです。この場合、塗布はしない方がよろしいでしょうか?

回答9

ミノキシジルは敏感肌の方の場合、副作用で頭皮に耐えられない痒みが生じます。この場合無理をして使用しますと痒みが酷くなり引っ掻くようになってしまいますので逆効果になってしまいます。ご使用はやめられた方が良いと思います。

質問10

朝起きた時に枕やベッドに抜け毛が増えた気がします。

ここ数カ月、ほぼ毎日夜更かしです。
それが影響していますか？

回答10

遅い就寝が連日続きますとホルモンバランスも当然崩れますし疲労も残りやすくなります。その反動で抜け毛となって現れます。日中、髪に良いことをしても就寝が遅くなったりすると無駄になりますのでお気をつけください。

質問11

29歳の独身で一人暮らしをしています。
20歳くらいから少し前髪がM字っぽく薄くなりはじめました。
現在は明らかにハゲているというほどの進行はしていませんが将来的に心配です。
育毛シャンプーだけで大丈夫でしょうか？

回答11

患部がM字の生え際とのことですが、この部分は頭頂部分よりも改善が難しく時間を要します。M字の場合は、頭皮下の毛細血管がどんどん縮小していくために洗髪だけに重点をおいても改善はまず100％不可能です。他の働きかけが必要となります。

もっとQ＆Aをご覧いただきたい場合は
http://revive-hair.com/?p=1454
をご覧ください。

関連サイト
「育毛の達人」http://ikumou.gt.shopserve.jp
「育毛の達人」http://revive-hair.com

本書では文字制限があり書ききれなかった育毛業界の裏事情、最新育毛情報を以下にご登録いただいた方だけにお伝えいたします。
http://ikumou.gt.shopserve.jp/hpgen/HPB/entries/29.html

うまく登録できない方はこちら
goo.gl/K09gR6
（0は数字の0です）

エピローグ

自動車教習所に通ったことのある方は「だろう運転」という言葉を覚えている方も少なくないと思います。車と車の間から人は出て来ない〝だろう〟。

「だろう運転＝思い込み運転」のこと。

自分に都合よく解釈して運転すると、脇道からの飛び出しや、別の車の予想外の運転で事故を起こすケースが多いのです。

だから「だろう運転」はやめなさい、「かもしれない運転」をせよ、と厳しく教わります。

こうした「だろう運転」と同じように、あなたもこんなことを考えたことはないでしょうか？

この商品さえ買えば、髪が生えてくる〝だろう〟と。

そもそも現在、育毛業界で販売されている育毛商品のほぼ全ては「研究上は生えてくる〝だろう〟」という予測のもとに開発されている。あくまでも推測論なのです。その中には研究どころか、販売だけを目的に、発毛する根拠も全く無いものさえ販売されている場合もあります。製造段階で「この成分は最近ちょっと有名だから入れて知名度をあげよう」とすることさえ珍しくありません。まさにハリボテ商品の代表格です。消費者の立場からしたらたまったものではありません。

著者はたくさんの方が悩んでいる薄毛の原因を「生活習慣病＋薄毛遺伝子」だと考えています。

ゆえに、老若男女すべての方が完全に対応できるような解決策がないのが実情です。いわゆる病気に準じた症状だと認識しています。執筆している私たちも「これさえ行えば１００％治る」と断言できないのが心苦しいところです。

育毛製品と呼ばれるものに対して正当な評価をしたい場合も、薄毛に悩む人で育毛製品を使っている数万人を対象にして調べなければ、実情も分かりません。

薄毛に悩む人たちは、こういった暗闇のトンネルの中の一筋の光を求めて育毛製品や発毛法を模索しているのが現状です。毎回同じような思いをしたことが無いでしょうか？　色々な製品を使うが「もうしばらく様子をみましょう」。そう思いながら月日が流れていく。

テレビやネットなどでも年に何度もこんな宣伝をみかけます。

「アメリカで大変な反響があった育毛剤がついに日本に入荷!」

大変な反響ということなのだから、さぞかし凄い効果なのでしょう。しかし蓋を開ければ……というよりも、蓋を開ける前にもう姿を消します。私たちもどうも海外で流行ったということについつい惑わされがちです。

アメリカで医薬品として認可されているミノキシジルだってそうです。

「アメリカで承認されている。だから効果があるであろう」

実際使ったことがある方はご存じかと思います。

肌が過敏症の方は痒みを併発してとても使えたものではない。ミノキシジルの濃度にもよりますが、効果が実証されているといっても万人に使えるというものではないのです。

日本の育毛業界はピラミッドのような図式になっています。要は広告料をたくさんかけた商品がピラミッドの頂上にたどり着ける。車や化粧品、大型家電などと同じ図式です。しかし本来は、薄毛対策そのものは病気治療に準じたものであるべきです。

医薬品の世界で、多く宣伝をした医薬品が効果のある医薬品として認識されるということはありません。病院で患者を治療するお医者様も、宣伝の有無より、効果があるかないかで医薬品を選ぶのが普通ではないでしょうか？

宣伝費を多くかけて頂上に君臨していても、実際に効果を伴っていなければ意味がありませんし、それに薄々気付いている方も少なくないと思います。医薬品と異なり、参入しやすい育毛業界では、小銭稼ぎのためだけの名前ばかりの育毛商品なども、多々、世に送り出されているのが現状なのです。これにより一般消費者の選択を困難にし、疑心暗鬼にさせているのが実情です。罪深い育毛業界であります。

なお、本書の中で、育毛とは関係の無い話で、三億円事件を例え話にしていますが、この登場人物の証言者は実は本書の著者のひとりの父です。少しみなさんに薄毛について分かりやすいよう説明させていただきました。

育毛の専門家である発毛診断士を名乗る以上、悩んでいる方が薄毛を改善できたことを実感できないと存在する意味がありません。仕事は何でも「やり甲斐」がないと続かないものですが、私たちの場合も同じでお客様に感動を与え、お客様から感謝のメールをいただくことで「次も頑張ろう」という新たな意欲が湧いてきます。

開設して10年の節目を超えることができたのも、これまでご利用いただいてきたお客様にときおりお叱りを受けながら、ときには励まされながら、そして感謝されながら続けてきたからだと思います。

本書を読まれた一人でも多くの方が、薄毛の悩みから解放されて、充実した毎日を送られることを願ってやみません。

参考文献

『ARCHIVES OF BIOCHEMISTRY AND BIOPHYSICS』
発行年：July, 1991
著　者：Dola Akanmu,Rubens Cecchini,- Okezie I. Aruoma,and Barry Halliwell
掲載ページ：Vol. 288, No. 1, pp. 10-16

『BIOCHEMICAL AND BIOPHYSICAL RESEARCH COMMUNICATIONS』
発行年：1997
著　者：Okezie I. Aruoma,Matthew Whiteman, Timothy G. England, and Barry Halliwell
掲載ページ：Vol. 231, 389–391

『Biochemical and Biophysical Research Communications』
発行年：2003
著　者：Irfan Rahman,Peter S. Gilmour,Luis A. Jiménez,Saibal K. Biswas,Frank Antonicelli,and Okezie I. Aruoma
掲載ページ：302,860–864

『J Cosmet Dermatol』
発行年月：2007 Sep
著　者：Dong KK,Damaghi N,Kibitel J,Canning MT,Smiles KA,Yarosh DB.
掲載ページ：6(3):183-188.

Special Thanks
株式会社コスモ h.s 研究所、主任研究員の橋本優様ならびに美容室インセンス代表の麦倉実様に貴重なご意見をいただきました。

育毛業界の開発プロデューサー
久田 篤

毛髪業界の中心的製品を世に出す事に定評がある言わずと知れた育毛開発プロデューサー。数ある研究会社からの結果をもとに育毛製品を開発プロデュース。

育毛業界は今も昔も変わらないが髪が生えるためには、新しい方法論でないと発毛しないという考えから佐野氏と出会う。

オフィスエルピスを設立し代表となり、美容業界で培った人脈と幅広いネットワークで「育毛の達人」「育毛の老舗」のサイトを佐野氏と共同運営する。

新しい発毛方法論をテーマに数多くの開発研究者から協力を得る。

開発プロデューサー。日本発毛協会認定の発毛診断士。

育毛法のカリスマ伝道師
佐野正弥

2005 年に独自に確立した体質改善を基本とした発毛法を公開し現在までに 1 万人を超える薄毛改善成功者を出した育毛法のカリスマ伝道師。

育毛の達人と呼ばれている日本発毛協会認定の発毛診断士でもある。

独自に開発した育毛商品を販売する「育毛の達人オンラインショップ」の責任者。

男性が全て薄毛の家系で育ち、自身も 20 歳前半から薄毛化が始まった。国内の育毛商品では当時まったく効果を得られず、海外から個人輸入をした育毛商品で初めて薄毛改善の手ごたえを得る。髪は身体の一部であるから、身体のバランスや体調も薄毛と密接に関与しているという持論のもと、国内および海外のさまざまな医学博士や医師の元へ相談に廻った。その伝聞と知識、また自らが行った自宅でできる発毛法をマニュアルにまとめた。この方法により薄毛に悩んでいた多くの男性が発毛を実感。オンラインショップでは育毛を前提にしたオリジナル育毛商品他を販売。

最後《さいご》に読《よ》む育毛《いくもう》の本《ほん》

2015年3月3日　初版発行
2015年10月19日　第2刷発行

著　者　久田《ひさだ》 篤《あつし》　佐野正弥《さのまさや》

発行者　青木誠一郎

発行所　株式会社みらいパブリッシング
〒162-0833
東京都新宿区箪笥町31番 箪笥町SKビル3F
電 話 03-6265-0199　FAX 03-3235-2203
http://miraipub.jp
E-mail : info@miraipub.jp

発売所　星雲社
〒112-0012
東京都文京区大塚3-21-10
電 話 03-3947-1021　FAX 03-3947-1617

印刷・製本所　藤原印刷株式会社
編　集　城村典子
装　幀　堀川さゆり

落丁・乱丁本は弊社宛にお送りください。送料弊社負担でお取り替えいたします。

ISBN 978-4-434-20325-1 C0030